副主编 夏　琛　李　伟

参编成员（按姓氏拼音顺序）

陈红波　陈贞纯　胡振长　李　伟

屠幼英　夏　琛　徐　懿

茶书院系列藏书

屠幼英　胡振长　主编

茶与养生

ZHEJIANG UNIVERSITY PRESS
浙江大学出版社

图书在版编目（CIP）数据

茶与养生／屠幼英,胡振长主编. —杭州:浙江
大学出版社，2017.9（2024.11重印）
ISBN 978-7-308-16428-3

Ⅰ.①茶… Ⅱ.①屠… ②胡… Ⅲ.①茶叶—食物养
生 Ⅳ.①R247.1 ②TS791.21

中国版本图书馆 CIP 数据核字（2016）第 279995 号

茶与养生

主　编　屠幼英　胡振长
副主编　夏　琛　李　伟

责任编辑　杜玲玲　何　瑜
责任校对　潘晶晶　舒莎珊
封面设计　项梦怡
出版发行　浙江大学出版社
　　　　　（杭州市天目山路 148 号　邮政编码 310007）
　　　　　（网址：http://www.zjupress.com）
排　　版　杭州青翊图文设计有限公司
印　　刷　杭州杭新印务有限公司
开　　本　710mm×1000mm　1/16
印　　张　12
字　　数　135 千
版 印 次　2017 年 9 月第 1 版　2024 年 11 月第 5 次印刷
书　　号　ISBN 978-7-308-16428-3
定　　价　28.00 元

序

　　多年前就有写作《茶与养生》的愿望，因为身边越来越多的朋友们开始喝茶、关注茶，对茶有了"十万个为什么"的问题。尤其是在 2016 年 8 月 26 日中共中央政治局审议通过了《"健康中国 2030"规划纲要》，将此作为今后 15 年推进健康中国的行动纲领。全民健康，强国之基。我们国家约 70% 的人口现处于亚健康状态，需要大力发展健康产业，全方位和全周期保障人民健康。这是我们事茶人的又一个春天。中国 5000 年前发现了茶，开始饮用茶，"自由基为万病之源，茶可以很好地清除自由基；茶为预防疾病的健康之饮、生命之饮"的认识越来越普及，但是与全中国大健康环境对茶知识的普及和对茶产品的需求还相差甚远。所以，要提供更多的机会和平台以加强茶科普知识的宣传，弘扬中华茶文化精神和内涵。

从 2002 年起,我作为副主编撰写了《品茶与养生》、《中国名茶图谱》、《茶学概论》,并在其他朋友们和师生们的参与下主编了 2011 年出版的《茶与健康》和 2014 年出版的《茶多酚十大养生功效》、《茶学入门》,我开始思考这本书该怎样有别于前几本书籍,又有最新科研成果和新知识体现,符合目前时代的需要,而又不辜负读者对我们的鼓励和支持,让更多的读者和受众喝对茶、用好茶,在生活中享受一杯茶带来的快乐和健康。因此,在本书中我们保留了前几本书中读者认为重要的章节,删除了过多、过深的健康机制分析,加入了最新开发的茶叶深加工产品及其知识,同时坚持以科学严谨的态度介绍茶的基础知识、饮茶的科学依据和健康常识,并且坚持一贯文风,不用华丽的辞藻,以科学和朴实的言语撰写本书。

本书分六章,采用图文并茂、生动浅显的方法来介绍茶的起源与种类、茶的营养与健康、不同茶类的养生功效、茶艺与茶道、科学饮茶、茶的妙用等各方面知识。大家通过对本书的阅读和理解,能够根据自己的身体状况正确地选茶、科学泡茶和合理饮茶。坚持长期饮茶可以起到预防疾病和提高免疫力的作用,同时将养生之道通过这种简单易行的方法落实到家庭生活、朋友交往中,为生活增添快乐,减轻工作压力,调节情绪,让自己更健康地工作和生活。

下面对本书的主要内容和各章节做简单的介绍。

第一章"茶的起源与种类",介绍了世界茶的原产地——我国西南地区,以及中国茶的发现和传播;介绍了白茶、黄茶、红茶、黑茶、绿茶、乌龙茶六大茶类,以及每种茶类名品等知识。本章由浙江大学博士后、国家一级茶艺师陈红波编写。

第二章"茶的营养与健康",介绍了茶的各种营养成分,如茶多酚、茶色素、氨基酸等,读者可以了解茶的主要健康物质和功效。本章由浙江树人大学李伟博士、浙江大学研究生陈贞纯编写。

第三章"不同茶类的养生功效",介绍了六大茶类的特性和健康成分、建议饮用的人群等。本章由浙江大学屠幼英教授和浙江树人大学李伟博士编写。

第四章"茶艺与茶道",介绍了茶艺和茶道的历史、流程与规范、茶俗等。本章由养生堂培训师、浙江大学研究生陈贞纯编写。

第五章"科学饮茶",介绍了不同人群如何选择合适的茶、不同的茶怎样喝、什么季节喝什么茶、茶叶怎样保管最科学等日常生活知识。本章由徐懿博士编写。

第六章"茶的妙用",介绍了目前国内外典型的最新茶药品和保健品、茶食品和日化用品案例。本章由浙大百川生物科技集团董事长、总裁胡振长先生和美国德州大学供应链管理硕士、杭州英仕利生物科技有限公司董事长夏琛先生编写。

　　本书也参考和引用了许多专家和学者的研究成果，在此表示衷心的感谢！由于编者的学术知识有限，时间较紧，书中定有遗漏和不妥之处，恳请广大读者批评指正。

屠幼英　胡振长

2016 年 12 月于杭州

目　录

第一章　茶的起源与种类

茶，天地自然界的灵草，拆开"茶"字，其意义是人在草木之中。茶，生于天，长于地，秉承天地万物之灵气与自然之美，得天地交和之气，由阴阳二气和合而成。元人杜本《咏武夷茶》诗云："春从天上来，嘘弗通宾海。纳纳此中藏，万斛珠蓓蕾。"唐代大医学家陈藏器《本草拾遗》曰："诸药为各病之药，茶为万病之药。"由此可见，茶叶既如杜本诗中所描写的那么美丽，又如陈藏器所言对人身体极为有益。而唐代元稹《茶》诗云："茶，香叶，嫩芽，慕诗客，爱僧家。碾雕白玉，罗织红纱。铫煎黄蕊色，碗转曲尘花。夜后邀陪明月，晨前独对朝霞。洗尽古今人不倦，将知醉后岂堪夸。"这首诗更反映出茶所承载的优雅文化。

我们不得不感叹茶的神奇，无论是它的文化价值，还是品饮价值！中国茶通过各种途径，传播到世界各地，使茶成为一种世界性的健康饮料和产业。中华茶文化的精髓也不断地在世界各地生根、开花、结果，并与世界各国各民族人民的生活方式、风土人情、宗教意识相融合，形成世界各国各民族多姿多彩的特色茶文化。茶是中国对人类、对世界文明所作的重要贡献之一，也是东方对世界的重大贡献之一！那么你了解茶的前世与今生吗？又是否愿意与茶为伴？

第一节　茶树的起源及茶的利用

一个多世纪以来,世界各国众多科学家的研究证实,我国西南地区云、贵、川是茶树的原产地,中国也是世界上最早发现、利用和人工种植茶的国家。人类对茶的利用经历了由药用、食用,再演变成将其作为普通饮料的过程。今天世界各地引种的茶树栽培技术、茶叶加工工艺以及饮茶方法,都直接或间接地源自中国。

一、茶树的起源与原产地

茶属于山茶科,为常绿灌木、小乔木或乔木,多年生,木本。我们常见的是栽培茶树。人们为了多产芽叶和方便采收,往往通过修剪抑制茶树纵向生长,促使茶树横向扩展,树高在 $0.8\sim$ $1.2m$。但在云、贵、川一带仍能看到参天的野生大茶树,树高可达 $15\sim30m$,基部干围达 $1.5m$ 以上。一般而言,茶树的寿命有几百年,经济学寿命 $50\sim60$ 年。茶树喜欢湿润的气候,在我国长江流域以南地区有广泛栽培。茶树叶子制成茶叶,泡水后饮用,有强心、利尿的功效。茶树种植 3 年就可以采叶子。一般清明前后采摘长出 $4\sim5$ 个叶的嫩芽,用这种嫩芽制作的茶叶质量非常好,属于茶中的珍品。

茶树属于高等植物,具有高度发达的植物体。茶树外部形态是由根、茎、叶、花、果和种子等器官构成的一个整体。茶芽:枝条上芽分定芽和不定芽;定芽根据生长部位不同,有顶芽、腋芽之分。真叶:发育完全的叶片。茶树叶片有四点形态学的重要特征:①叶缘有锯齿,一般有 16～32 对,叶基无。②有明显的主脉,由主脉分出侧脉,侧脉又分出细脉,侧脉与主脉呈 45°左右(45°～65°)的角度向叶缘延伸。③叶脉呈网状(脉的网眼为五边形),侧脉从中展至叶缘 2/3 处,呈弧形向上弯曲,并与上一侧脉联结,组成一个闭合的网状输导系统。④嫩叶背面着生茸毛。叶片的大小,长的可达 20cm,短的仅5cm;宽的可达 8cm,窄的仅 2cm。这也是鉴定真假茶叶的重要依据。茶花为两性花,多为白色,少数呈淡黄或粉红色,稍有芳香。茶花的花瓣通常为5～7瓣,有单生、对生、总状和丛生等。茶果为蒴果,成熟时果壳开裂,种子落地;果皮未成熟时为绿色,成熟后变为棕绿或绿褐色,呈球形、肾形、三角形或方形。

(一)中国西南地区是茶树的原产地

1980 年,卢其明在晴隆和普安两县交界处发现了有 100万年历史的茶籽化石,说明茶树在地球上存在至少有 100 万年的历史,人们发现和利用茶则始于 5000～6000 年前的原始母系氏族社会。在过去的一百多年里,英国、俄罗斯、法国、中国、日本等国的众多科学家,从茶树的地理分布、遗传变异、亲缘关系等不同的角度,就茶树的起源问题进行了大量全面和系统的研究工作,绝大多数学者认为,中国西南地区是茶树的原产地。

1.中国西南地区是野生大茶树分布中心

中国古代文献中有关野生大茶树的记载很多。东汉《桐君录》中就有"南方有瓜芦木(大茶树),亦似茗,至苦涩,取为屑茶饮,亦可通宵不眠"的记载。唐代陆羽《茶经》开篇即称:"茶者,南方之嘉木也,一尺、二尺乃至数十尺,其巴山峡川有两人合抱者,伐而掇之。"宋代科学家沈括在《梦溪笔谈》中记载有"建茶皆乔木……"。

19世纪末,英国人威尔逊(A. Wilson)曾在我国的西南地区考察植物,在他所著的《中国西部游记》中记载有"在四川中北部的山坡间,曾见茶丛普遍高达十英尺或十英尺以上,极似野生茶"。

从这些古代文献的记载可知,至少在1200多年以前,我国就已发现了野生大茶树。

近几十年来,我国科学工作者在野生茶树的考察研究上不断有了新的发现,在南方各主要的产茶省均发现了一些不同类型的野生大茶树。如云南省勐海县巴达乡大黑山密林中的巴达大茶树,位于海拔1500m的原始森林中,1961年被当地群众所发现,当时树高32.12m,胸围2.9m,树龄在1700年左右,是迄今为止发现的最古老原始的野生大茶树。位于云南省澜沧县东富乡邦崴村的邦崴大茶树,于1993年被发现,树高11.8m,树龄在1000年左右,介于野生型和栽培型茶树之间,即过渡性野生大茶树。位于云南省勐海县南糯山半坡寨海拔1100m山林中的南糯山大茶树,成片分布,树高5.5m,树幅10m,主干直径1.38m,树龄在800年左右,属栽培型的野生大茶树。

据不完全统计,我国近现代在云南、贵州、四川、广西、湖南、湖北等10个省(区)共发现的野生大茶树达200多处,其中70%分布在西南地区,而主干直径在1.0m以上的特大型野生茶树主要分布在云南。近年来,在云南镇沅、澜沧、双江等地还发现了连片的野生茶树群落,在贵州道真县洛龙镇也发现了千年大茶树。迄今为止,从全世界已发现的野生大茶树的地域分布来看,中国西南地区是野生大茶树发现最多且分布最集中的地区,这是原产地植物最显著的植物地理学特征。

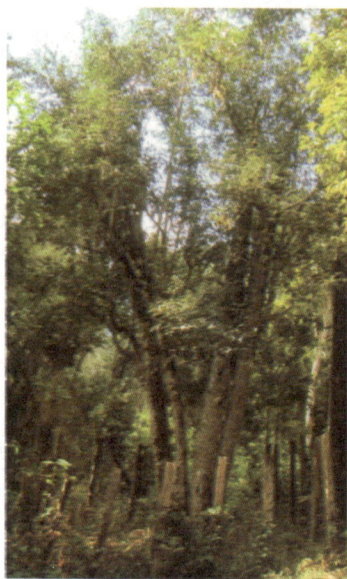

云南巴达大茶树,树龄在 1700 年左右

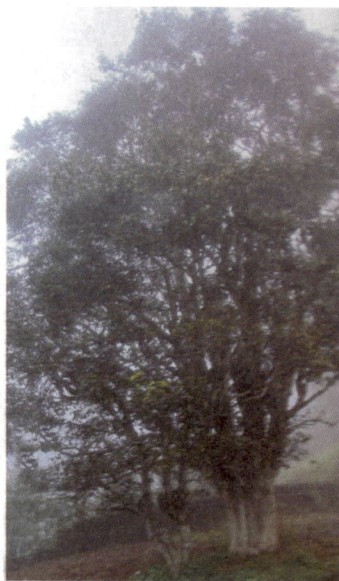

南邦崴大茶树,树龄在 1000 年左右

2.中国西南地区是茶树近缘植物的地理分布中心

茶树近缘植物的分布是考察茶树原产地的重要标志。云南是茶树近缘植物分布面广、量多的地方,享有"云南山茶甲天下"之说。据中国科学院调查,仅仅在云南腾冲一个县境内,就发现有 8 属 70 多种茶树近缘植物。张宏达教授在 1998年发表的《中国植物志》第 49 卷第 3 册中将山茶属分为 20 个组,共 280 种,其中中国分布的为 238 种,分属于 18 个组,占85%,主要分布在我国西南和南部的云南、广西、广东、贵州、四川和湖南等省(区)。

又据张宏达教授对茶树植物的分类,山茶科植物起源于新生代第三纪,我国西南地区是第三纪古热带植物区系的避难所,也是这些区系成分在古代分化发展的关键地区。如苏联学者乌鲁夫在其著作《历史植物地理学》中所述:"许多属的起源中心在某一地区集中,指出了这一植物区系的发源中心。"与此同时,现存野生大茶树的分布也予以印证。

3.茶树生物学的研究证明中国西南地区是茶树的起源中心

一个多世纪以来,众多学者对茶树的分布、遗传变异、亲缘关系等进行了大量的研究工作,证明这些茶树拥有类似的遗传和生化物质基础。如不论是大叶种茶树还是小叶种茶树,其体细胞的染色体数目都是 15 对($2n=30$);各种生化成分的含量虽有差别,但种类却几乎是相同的;不同茶树品种其外部形态上的变异也具有连续性。这些证据均表明所有茶树都具有共同的祖先。中国西南地区茶树种质资源之丰富,种内变异之多,是世界上其他任何地区都无法比拟的。

植物学家认为：某种植物变异最多的地方就是这种植物的起源中心。云南茶树有古老茶树的生物学特征，生物进化从发生、发展、繁衍都经过由简单到复杂和由低级到高级的演化过程。茶树的新陈代谢，主要是儿茶酚类物质的质与量的变化。云南大叶种茶，无论野生型或栽培型，经生化分析，其简单儿茶素比例比其他样品都高。这证明了云南大叶种茶树的新陈代谢属于简单的、低级的新陈代谢，具有古老茶树的生物学特征。

4. 古地质学、古气候学的研究证明中国西南地区是茶树的原产地

自早第三纪以来，各地壳板块剧烈运动，喜马拉雅山脉和横断山脉初步形成，由于地势升高以及长期冰川和洪积的影响，这一地区的地形、地势被切割、断裂，上升或凹陷，使我国西南地区形成了群山起伏、河谷纵横的复杂的地形地貌和多种类型的气候块，使茶树发生同源隔离分居状况。处于不同气候条件下的茶树，由于遗传变异和自然选择的结果，形成不同的茶树类型。对古地理、古气候、古生物进行考察的结果显示，云南大约在二亿五千万年前地处劳亚古北大陆的南缘，面临泰提斯海。这里地势平坦，气候温和，雨量充沛。经过地质年代的二叠纪、三叠纪、白垩纪、第三纪的漫长岁月，许多种被子植物在这里发生、滋长、演化。茶树这样的热带亚热带被子植物，更适宜繁衍。其后在第四纪以来的几次冰河期中，地球上很多植物遭到严重毁灭。唯我国西南部受灾较轻，特别是云南南部和西南部未受冰川袭击。许多植物原种如第二纪孑遗的木莲、第三纪的树蕨、鸡毛松、苏铁、苦莲等植物保留了下来，被誉为"活化石"。云南现在

有高等植物 15000 多种,占全国的一半以上,故云南有"植物王国"之称。

我国著名植物分类学家吴征镒曾指出:我国云南西北部、东南部、金沙江河谷,川东、鄂西和南岭山地,不仅是第三纪古热带植物区系的避难所,也是这些区系成分在古代分化发展的关键地区。地球第三纪末气候转冷,至第四纪初时,全球进入冰川时期。大部分亚热带作物在这一时期被冻死,而我国西南地区的一些区域受冰川影响较小,因此在这一地区的部分茶树得以存活下来。如今,在我国西南各省发现的为数众多的野生大茶树,也进一步证明了茶树原产于我国西南地区的可能性最大。

5. 中国西南地区是世界茶文化的发祥地

任何一种作物都是从野生采集开始,而后才发展为人工栽培的。因此,在古代首先利用和栽培某种植物的国家或地区,多为该种植物原产的区域,这也是一个基本的规律。在"三皇五帝"时代(约公元前 5000 年—公元前 2799 年),我国的先人们就已经发现并利用茶。据《华阳国志》等史籍的记载,在公元前 11 世纪的周代,巴蜀一带的茶树就已经开始人工种植和栽培,并用其所产的茶叶作为贡品。从秦、汉到两晋时期,四川一直是我国茶叶生产和消费最主要的地区。《茶经》中列举了五种"茶"字的形、音,即茶(cha)、槚(jia)、蔎(she)、荈(chuan)、茗(ming),首见于蜀人著作中的"茶"字就有四个,其发音也与巴蜀方言相近,这也从茶的利用史和茶文化的角度证明了茶树起源于我国西南地区。

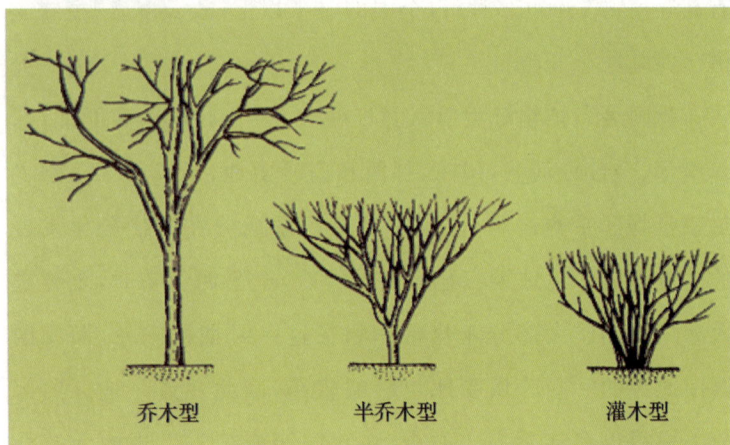

乔木型　　　半乔木型　　　灌木型

茶树的树冠形态

二、茶的发现与利用

中国人利用茶的年代久远,但饮茶的历史相对要晚一些。茶最先是作为食用和药用的,饮用是在食用、药用的基础上形成的。古人最早利用茶的方式是口嚼生食,后来便以火生煮羹饮,就像人们今天煮菜汤一样,那时的人们只把茶作为羹汤来饮用,或以茶作菜来食用。所以,中国人的祖先饮茶先后经历了四个过程,即生吃药用、熟吃当菜、烹煮饮用、冲泡品饮。关于饮茶的起源,到目前为止是众说纷纭,但多数学者认为饮茶始于西汉。茶从发现到演变为饮料的历史是人类了解和开发大自然的必然结果,也是随着人类文明的发展,对茶的功能不断认识和深化的结果。

(一)茶的发现

上古时期,中国的先民们把茶树嫩梢当成食物充饥,并发现了茶具有疗疾的作用。此后,人们把茶当成祭品奉献祖宗,当成贡品进奉朝廷，当成药品疗疾，最终把茶变成了一种大众化的饮料。流传在我国西南地区各民族中的许多民间故事、神话传说、史诗和古歌中都涉及茶，如湘西《苗族古歌》中有关于苗人创世纪的回忆里就提到了茶园，云南德昂族的民族史诗《达古达楞格莱标》（意为"始祖的传说"）中将茶视为人类的始祖。这些民间传说和故事说明，在原始社会时期，我国西南地区的人民就已经发现了茶。陆羽在《茶经·六之饮》中指出："茶之为饮，发乎神农氏，闻于鲁周公。"陆羽是依据《神农食经》等古代文献的记载，认为饮茶起源于神农时代，后世在谈及茶的起源时，也多将神农氏列为发现和利用茶的第一人。朱自振认为神农是后人塑造出来的一种形象，不太可能是某一具体的人，但目前与之相联系的有关原始时代的各种事物的发现，均将茶的发现定位于神农时代。

（二）茶的利用

1.药用

据我国现存最早的药物学专著《神农本草经》记载，在神农时代（约公元前 2986 年—公元前 2867 年），即已经发现了茶树的鲜叶具有解毒功能，所谓"神农尝百草，日遇七十二毒，得茶而解之"，反映的就是古代发现茶药用功能的起源，这说明我国发现和利用茶叶至少已有近五千年的历史。自从人类发现茶叶的药用功能后，茶日益受到重视，进而从野生发展到人工种植，促进了茶的迅速传播。

2.食用

茶由药用到日常饮料，中间经过了食用的阶段。当时人类将茶视同"解毒的蔬菜"，煮熟后，与饭菜调和一起食用。其目的除了增加营养，也能为食物解毒。从此，茶叶的利用方法前进了一步，而由于茶开始进入当时的"菜谱"，茶汤的调味技术也随之开始受到重视和发展。

秦汉时期，简单的茶叶加工工艺已经有了雏形。时人用木棒将茶叶鲜叶捣成饼状茶团，再晒干或烘干后存放。饮用时，先将茶团捣碎放入壶中，注入水进行熬煮，并加上葱姜和橘子调味。此时，茶叶已经作为日常生活中的食品，既有解毒之功效，亦成待客之佳品。

3. 饮用

西汉后期到三国时代，茶发展成为宫廷的高级饮料。如在宋代传奇《赵飞燕别传》中有这样的情节："汉成帝崩，一夕后（即帝后）寝惊啼甚久，侍者呼问，方觉，乃言曰：适吾梦中见帝，帝自云中赐吾坐，帝命进茶。左右奏帝，后向日待不谨，不合啜此茶。"除此之外，其中还多处提到"掌茶宫女"，说明在西汉时期茶已成为皇室后宫的饮品。

西晋诗人张载《登成都楼》诗云："芳茶冠六清，溢味播九区。"这句诗说成都的香茶传遍九州，虽有文人的夸张，却也近于事实。《桐君录》记："西阳、武昌、庐江、晋陵皆出好茗。巴东别有真香茗。"晋陶潜《搜神后记》："晋孝武世，宣城人秦精，常入武昌山中采茗。"晋王浮《神异记》："余姚人虞洪入山采茗。"这些说明在两晋时期，湖北、安徽、江苏、浙江这些地区已产茶。

时至唐、宋至今，制茶、饮茶已高度繁荣，茶已成为"人家一日不可无"的普遍饮用之品。随着茶叶在全国范围内的广泛传播，茶叶成为最为熟知、最为普及，也深受我国各族人民喜爱的一种饮料。近一百年来，随着对茶的保健功能研究的深入和了解,茶叶已经成为人们养生、保健的日常良药,不仅可以从生理上起到许多的保健作用,而且从心理上也有很好的调节功能。

第二节　茶的发展与种类

一、历代茶叶的发展

(一)六朝以前茶的发展

中国的茶叶,最初兴起于巴蜀。据记载,西晋张载在《登成都楼》"芳茶冠六清,溢味播九区"的诗句中说明西晋时巴蜀之茶已享有盛誉,连古代宫廷膳夫特制的名贵饮料——六清,也无法与之媲美。而且当时四川茶叶的生产已有相当规模,成为茶叶贸易的集散地。与张载这一诗句相佐,三国张揖的《广雅》有这样的记载:"荆巴间采茶作饼,成以米膏出之……用葱姜芼之。"其中所述的"荆巴间",具体是指今川东、鄂西一带。清初著名学者顾炎武在其《日知录》中说:"自秦人取蜀而后,始有茗饮之事。"这说明秦国吞并巴蜀以后,茶的饮用才在各地慢慢传播开来。这也表明中国和世界的茶叶文化始于巴蜀。因此,常称"巴蜀是中国茶业或茶叶文化的摇篮"。

(二)隋唐五代茶业的兴起

时至唐朝,茶业逐渐兴盛,具体来说是兴盛于唐代中期。初唐的文献中少有茶和茶事的记载。而至唐代中晚期,关于茶的论述和吟咏,就骤然多了起来。从茶叶产地来说,唐代以前,我国到底有多少产茶区,无从查考。直至陆羽《茶经》中,才第一次较为详细地列举了我国产茶的一些州县。据《茶经》和唐代其他文献记载,唐代茶叶产区已遍及川、陕、鄂、滇、桂、黔、湘、粤等十多个省(区),即唐代的茶区分布几乎达到了与我国近代茶区相当的局面。

因我国北方、西北少数民族地区不产茶,我国茶叶贸易主要是由南向北、由有茶地区向无茶地区的贩运。由于南北交通状况的改善,北方城乡茶叶买卖和消费更加活跃,南方茶区茶市的规模和数量也远超过去。我国西北少数民族接触汉族地区茶叶和茶文化的历史可能由来已久,但到了唐朝才真正有了关于西北少数民族地区饮茶和出现茶叶贸易的文字记载。据《唐国史补》载:常鲁公使西蕃,烹茶帐中,赞普问曰:"此为何物?"鲁公曰:"涤烦疗渴,所谓茶也。"赞普曰:"我此亦有。"遂命出之,以指曰:"此寿州者,此舒州者,此顾渚者……"这说明这些少数上层统治者对唐朝时的名茶已经非常熟悉。茶马古道开通之后,西北少数民族大量接触和消费茶叶,《封氏闻见记》亦有如下描述:"穷日竟夜,殆成风俗,始自中地,流于塞外,往年回鹘入朝,大驱名马,市茶而归。"

(三)宋元时期

时至宋朝,茶业的重心开始南移,由江浙地区慢慢移向福建和广东,其中主要表现在贡焙改置和闽南以及岭南茶业的兴起这两点上。

贡焙从顾渚改置建安。由于贡茶主要是为了满足天子的清明郊祭和王室近臣的分享,对茶叶的质量和时间要求非常严格。顾渚之所以被设为唐朝贡焙,主要是因为那里植茶环境优越,并且毗邻运河和国道,交通便利。因为当时江浙茶区的气候变化,宋朝改易贡焙。江浙茶区升温晚,茶树发芽迟,并且时有霜冻等天气灾害影响茶叶质量和产量,不能保证茶叶在清明前贡到汴京。因此,宋朝贡焙舍近求远选择了产茶较早且能让"京师三月尝新茶"的建安。

贡焙的南移,同样也伴随着生产中心的转移,唐时茶叶生产还很滞后的闽南和岭南一带的茶业,也受益于这种转移,取得了巨大的发展。入宋以后,记载闽南和岭南茶区的书籍越来越多。《宋史·食货志》中就有这样的记载:"……片茶蒸造,实卷模中串之,唯建、剑则既蒸而研,编竹为格,置焙室中,最为精洁,他处不能造。有龙、凤、石乳、白乳之类十二等,以充岁贡及邦国之用。"即从宋朝起,低纬度的闽南、岭南茶区由于新茶早、品质优,逐渐受到统治者的喜欢,继而在这些区域衍生出了宋代特色的茶道"斗茶"以及相应的茶器(如建盏等)。

(四)明清时期

明朝开国后,明太祖朱元璋认为团茶的生产太"重劳民力",下令"罢造龙团",改造芽茶。这一改革,从朱元璋的本意来说,是出于统治需要,想通过一系列休养生息的政策,让社会生产尽快地恢复和发展,将国家从长期的战争废墟中恢复重建,以稳定新建立的政权。而且在他称帝前所接触的基本是流行于社会底层的散茶,因此他对散茶有着天然的亲近。但是这却在客观上营造了全国散茶采制的新局面,对芽茶和叶茶的蓬勃发展起到了积极的推动作用。

1.各地名茶不断涌现

明朝芽茶和叶茶形美、内质好,各地名茶辨识度提高,种类自然大幅增加。与宋朝相比较,尽管宋朝散茶在江浙、湖南、湖北和江西一带发展很快,但万历十九年明代扬州人黄一正编撰的《事物绀珠·茶类》所列全国各地名茶就达 97 种之多。这说明经过数百年芽茶和叶茶的发展以后,到了明朝中晚期,中国从南到北、从东到西,几乎所有的茶区都形成了自己富于地方特色的代表性名茶,从而也奠定了我国近代茶业或茶叶文化的大致格局和风貌基础。

2.制茶工艺革新

不同时期的散茶在制法上有很大的区别,宋元朝对散茶的定义:蒸而不碎、碎而不拍的蒸青和末茶,虽其采制工艺流程已颇系统、完整,但远不能归之于名优茶。至明以后,炒青逐渐替代蒸青,成为名茶制作的主流工艺。如明代闻龙在《茶笺》中所说:"诸名茶法多用炒,惟罗宜于蒸焙。"这说明高档名茶已普遍采取炒青方式制作,而且详细罗列了名茶炒制中杀青、摊凉、揉捻和焙干这样一个过程以及技术要领。《茶解》中也说杀青要"初用武火急炒,以发其香,然火亦不宜太烈";炒后"必须揉按,揉馁则脂膏熔液"。这些名茶制作工艺,通过不断的进步和改良,一些甚至沿用至今,如其中指出采摘的标准"须拣去枝梗老叶,惟取嫩叶。由须去尖与柄,恐其易焦","炒时须一人从旁扇之,以祛热气",摊凉"置大瓷盘中,仍须急扇,令热气消退",再"以重手揉之,再散入铛,文火炒干,入焙"。

3.各种茶类大发展

明清时期芽叶茶的兴盛,还表现在其他茶类的"百花齐放"。除绿茶外,明朝出现的黑茶、黄茶和白茶,以及明末清初时出现的花茶、乌龙茶和红茶等茶类,在这一时期也得到了全面发展。

如四川黑茶,虽然其出现年代可追溯到唐宋时茶马交易中早期,但当时茶马交易的茶是绿茶。由于当时的交通不便、保鲜措施不当等,绿茶在运输过程中形成黑茶,但并未形成固定的加工工艺。直到洪武初年,四川黑茶加工工艺日趋成熟,开始大量生产,随着茶马交易的不断扩大,至明朝中晚期,云南、湖南、广西的许多地区也开始量产黑茶。至清朝后期,黑茶更成为当地的一种特产,如湖南安化的茯砖、广西梧州的六堡等。

花茶源于宋朝,蔡襄《茶录》中云:"茶有真香而入贡者,微以龙脑,欲助其香,建安民间试茶皆不入香,恐夺其真⋯⋯正当不用。"但花茶的较快发展,还是兴于明代。据明朝顾元庆《茶谱》的"茶诸法"中对花茶窨制技术的描述:"木樨、茉莉、玫瑰、蔷薇、兰蕙、桔花、栀子、木香、梅花皆可作茶。诸花开始摘其半合半放蕊之香气全者。量其茶叶多少,摘花为茶。花多则太香,而脱茶韵,花少则不香,而不尽美。三停茶而一停花始称。如木樨花须去其枝蒂及尘垢、虫蚁,用瓷罐一层茶一层花相间至满,纸箸扎固,入锅重汤煮之,取出待冷用纸封裹置火上焙干收用⋯⋯"这说明花茶的工艺也是在明朝不断发展,走向成熟的。

乌龙茶,亦称青茶,一种半发酵茶类,虽然由宋代贡茶龙团、凤饼演变而来,但也直到明清时才首创于福建。

红茶制作于明朝后期开始,确切的时期至今没有得到考证。但是根据部分资料的记载以及按照茶叶生产技术发展规律的推断,可以确定,被称为世界红茶的鼻祖——小种红茶于这个时期诞生在福建桐木关。

明清茶类的全面发展,是当时制茶工艺水平极大提高的表现,也是商品经济发展的结果。时至清朝,茶的对外贸易也极大地刺激和促进了茶叶品类的发展。

二、茶的种类和名茶

(一)茶叶分类历史

我国最先发明的是绿茶制法。在明朝以前,生产的是单一的绿茶类,而且命名的依据、方法很多,除了以形状、色香味和茶树品种等命名外,还以生产地区、创制人名、采摘时期和技术措施以及销路等不同而命名,但不外乎都是绿茶,如唐朝时的蒸青饼茶,陆羽就以烹茶方法不同而分为粗茶、散茶、末茶、饼茶。又如宋朝时发展的蒸青散茶,据元朝马端临写的《文献通考》记载,蒸青散茶依据外形不同而分为三类:①片茶类,如龙凤、石乳;②散茶类,如雨前、雨后;③腊茶类,如腊面。到了元朝,团茶逐渐被淘汰,散茶大发展,依据鲜叶老嫩不同分为两类:芽茶和叶茶,前者如探春、紫笋、拣尖,后者如雨前、雨后。明朝以后,我国茶叶制作工艺获得大发展,发明红茶、黄茶和黑茶制法,制法大革新,四种茶叶品质有明显的区别。到了清朝,制茶技术更加发达,白茶、青茶、花茶相继出现。为了应用,也曾建立若干不同的分类系统:以产地分,如平水茶、武夷茶;以销路分,如内销茶、外销茶;以加工方法分,如红茶、绿茶、青茶、白茶、黄茶、黑茶;以制茶季节分,如春茶、夏茶、秋茶等。

(二)六大基本茶类加工方法

我国传统的六大茶类在制茶过程中不添加任何东西,茶叶中的各种花果香、鲜爽味以及红橙黄绿的汤色都是在加工过程中茶叶自身物质转化而来,这是茶的神奇所在,也是茶的健康所在。如果一片刚刚采下的茶叶鲜叶直接泡来喝,它几乎是没有什么味道的,只有经过多道工艺的加工,才会让我们体会到那令人愉悦的鲜爽与回甘,所以茶叶的加工工艺至关重要。从摊放、杀青、揉捻到烘干,我们只给了茶叶热量和力量,并让它吸收了自然界的风、光与空气,茶就这样制成了。好茶是难得的,好茶是需要分享的,因为好茶的形成必须具备三个要素:优质的原料,一流的工艺,还有晴朗的天气。六大茶类的加工工艺及品质特征见表1-1。

表1-1　六大茶类的加工工艺及品质特征

茶类	加工工艺	品质特征
绿茶	鲜叶→摊放→杀青→揉捻→干燥	绿叶绿汤
黄茶	鲜叶→杀青→反复包闷→干燥 鲜叶→杀青→初干→反复包闷→干燥	黄叶黄汤
黑茶	杀青→揉捻→晒干→渥堆→紧压	叶色黝黑,汤色褐黄或褐红
白茶	鲜叶→萎凋→晾干	干茶茸毛多且呈白色,汤色浅淡
青茶 (乌龙茶)	鲜叶→晒青→晾青→做青→炒青→揉捻(包揉)→烘焙	绿叶红镶边,汤色金黄
红茶	鲜叶→萎凋→揉捻(揉切)→发酵→干燥	红叶红汤

(三)六大基本茶类的品种

依据茶叶的加工原理和方法、茶叶的品质特征,同时参考贸易上的习惯,将茶分为基本茶类和非基本茶类两大部分,其中六大基本茶类的主要品种见表1-2。

表1-2　主要基本茶类的品类

基本茶类	品　种
绿茶	西湖龙井、粤绿、浙江平水珠茶、四川蒙顶甘露、庐山云雾、河南信阳毛尖、山东日照雪青、浙江安吉白茶、安徽六安瓜片、湖北恩施玉露

续表

基本茶类	品　种
红茶	金芽、祁红、滇红、碎茶、正山小种、外山小种、湘红、川红、越红、浮红、霍红、宜红、宁红、闽红、镇江红、政和工夫、台湾工夫
青茶（乌龙茶）	梅占、奇兰、毛蟹、铁观音、黄金桂、永春佛手、单枞、水仙、武夷肉桂、阿里山乌龙、杉林溪乌龙、梨山茶、文山包种、冻顶乌龙、金萱乌龙
黄茶	君山银针、蒙顶黄芽、莫干黄芽、北港毛尖、远安鹿苑、平阳黄汤、皖西黄大茶、沩山毛尖、广东大叶青
白茶	政和银针、白牡丹、白琳银针、白毫银针、白云雪芽、贡眉、寿眉、水吉白牡丹
黑茶	花砖、黑砖、湘尖、青砖、重庆沱茶、康砖、金尖、方包、茯砖、普洱散茶、普洱沱茶、普洱七子饼、下关沱茶、六堡茶

（四）非基本茶类

除六大基本茶类外，将再加工形成的各种花茶、保健茶、果味茶、调制茶、造型茶、特种茶、代用茶及茶的深加工产品归类于非基本茶类，主要归纳于表1-3。

表1-3　主要非基本茶类的品种

非基本茶类	品　种
花茶类	橘子花茶、桂花花茶、玳玳花茶、金银花茶、茉莉龙珠、桂花乌龙、珠兰乌龙、栀子乌龙、龙团香茶
保健茶类	减肥茶、降压茶、降糖茶、戒烟茶、解酒茶、益寿茶、健美茶、健胃茶、清音茶、中天茶、竹壳茶、健身降脂茶
果味茶类	荔枝红茶、柠檬红茶、果汁红茶、果酱红茶、苹果红茶、水蜜桃红茶、猕猴桃红茶、凤梨茶、香兰茶、薄荷茶
调制茶类	酥油茶、打油茶、奶油茶、泡沫红茶、珍珠奶茶、红石榴茶、水蜜桃奶茶、桂香奶茶、蒙古奶茶、英式奶茶、伯爵奶茶、奶红茶、橘子汁红茶、薄荷红茶、椰子汁红茶、蜂蜜红茶、杏仁红茶、肉桂红茶

续表

非基本茶类	品　种
造型茶类	银球茶、绣球茶、兰花形茶、菊花形茶、牡丹花形茶、五星形茶
特种茶类	腌茶、烤茶、擂茶、酸奶茶、青竹茶、盐巴茶、罐罐茶、三道茶
植物代用茶	苦丁茶、菊花茶、野菊花茶、野藤茶、甜叶菊、柿叶茶、杜仲茶、麦冬茶、银杏茶、祛湿茶、竹叶茶、竹壳茶、广东凉茶、溪黄草茶、藏红花茶、桑菊茶、罗汉果茶、车前草茶、玉米须茶、山楂叶茶、枸杞茶、灵芝茶、桑叶茶、金银花茶、糖梨叶茶、金钱草茶、芦荟灵芝茶、中华猕猴桃茶、水蜜桃茶
其他代用茶	鱼茶、虫屎茶、蚂蚁茶、蛇胆茶、陕西汉中清茶、面茶、甘肃裕固族酥油炒面茶、大西北回族八宝茶、三泡台碗子茶、湖南苗族虫茶、广西桂林龙珠茶（虫屎茶）、麦饭石茶

（五）各类名茶及其图谱

1. 绿茶类名茶图谱

（1）西湖龙井。产于浙江省杭州市狮峰山、龙井村、灵隐、五云山、虎跑、梅家坞一带，是中国十大名茶之首，具有 1200 多年历史，明代列为上品，清顺治列为贡品。清乾隆游览杭州西湖时，盛赞龙井茶，并把狮峰山下

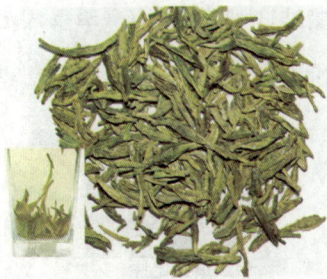

西湖龙井

胡公庙前的十八棵茶树封为"御茶"。茶有"四绝"：色绿、香郁、味甘、形美。特级西湖龙井茶扁平光滑挺直，色泽嫩绿光润，香气鲜嫩清高，滋味鲜爽甘醇，叶底细嫩呈朵。八月桂花盛开之时，也会以桂花窨制而得桂花龙井，芳香四溢，沁人心脾。

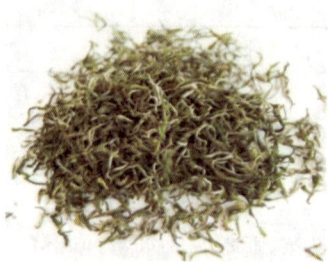

径山茶

（2）径山茶。产于浙江省杭州市余杭区境内、天目山东北峰的径山，因产地而得名。径山茶历史悠久，始于唐朝开寺僧法钦，钦师曾植茶树数株，采以供佛，逾年蔓延山谷，其味鲜芳特异。径山茶外形细嫩有毫，色泽绿翠，香气清馥，汤色嫩绿莹亮，滋味嫩鲜。

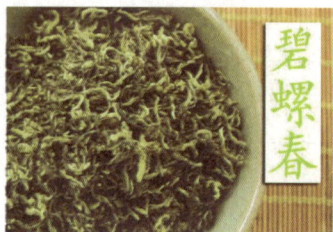

碧螺春

（3）碧螺春。产于江苏省苏州市吴县太湖的洞庭山（今苏州吴中区），又称"洞庭碧螺春"。传说已有 1300 多年的采制历史，清康熙三十八年（公元 1699 年）康熙皇帝南巡时所命名。碧螺春茶条索紧结，卷曲如螺，白毫毕露，银绿隐翠，叶芽幼嫩。冲泡后茶叶徐徐舒展，上下翻飞，茶水银澄碧绿，清香袭人，口味凉甜，鲜爽生津。

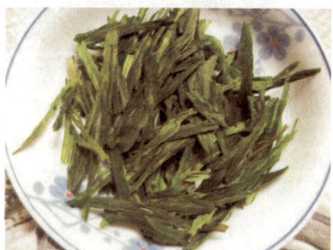

太平猴魁

（4）太平猴魁。创制于 1900 年，产于安徽省黄山市北麓的黄山区（原太平县）新明、龙门、三口一带。太平猴魁外形两叶抱芽，扁平挺直，自然舒展，白毫隐伏，有"猴魁两头尖，不散不翘不卷边"之称。叶色苍绿匀润，叶脉绿中隐红，兰香高爽，滋味醇厚回甘，有独特的喉韵，汤色清绿明澈，叶底嫩绿匀亮，芽叶成朵肥壮。

（5）六安瓜片。中国十大历史名茶之一，简称瓜片，唐称"庐州六安茶"，明始称"六安瓜片"，清为朝廷贡茶，产自安徽省六安。采自当地特有品种，经扳片、剔去嫩芽及茶梗，制成形似瓜子的片

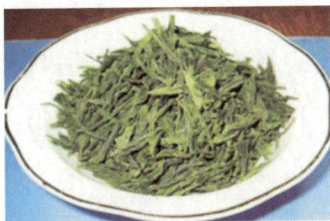

六安瓜片

形茶叶。自然平展，叶缘微翘，色泽宝绿，大小匀整，不含芽尖、茶梗；清香高爽，滋味鲜醇回甘，汤色清澈透亮，叶底绿嫩明亮。谷雨前采制的称"提片"，品质最优；其后采制的大宗产品称"梅片"。

（6）涌溪火青。产于安徽省泾县城东70千米涌溪山的丰坑、盘坑、石井坑湾头山一带。涌溪火青外形腰圆，紧结重实，色泽墨绿，油润显毫，白毫隐伏，毫光显露，形如珠粒，落杯有声，入水即

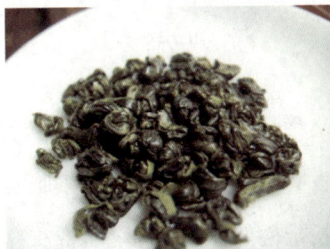

涌溪火青

沉，回味甘甜。冲泡后形似花苞绽放，幽兰出谷，花香浓郁，并且涌溪火青因其产地、加工的差异会呈现出兰花香、甜花香、毫香等不同的香气，鲜爽持久；滋味醇厚、爽口甘甜，经久耐泡；汤色黄绿，清澈明亮；叶底嫩匀成朵、杏黄明亮有光泽。

（7）安吉白茶。产于浙江省北部安吉县天目山北麓。安吉白茶（白叶茶）是一种珍罕的变异茶种，属于"低温敏感型"茶叶。茶树产"白茶"时间很短，通常一个月左右。外形挺

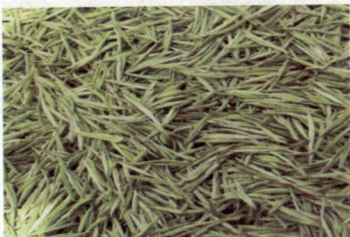

安吉白茶

直略扁,形如兰蕙;色泽翠绿,白毫显露;冲泡后,清香高扬且持久。滋味鲜爽,饮毕,唇齿留香,回味甘而生津。叶底嫩绿明亮,芽叶朵朵可辨,呈现玉白色。

2.红茶类名茶图谱

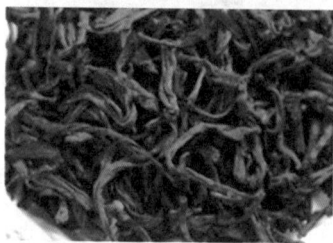

正山小种

（1）正山小种。正山小种红茶是最古老的一种红茶,是世界红茶的鼻祖,又称拉普山小种。18世纪后期,正山小种首创于福建省崇安县(1989年崇安撤县设市,更名为武夷山市)桐木地区。历史上该茶以星村为集散地,故又称星村小种。茶叶是用松针或松柴熏制而成,有着非常浓烈的香味。桐木红茶外形条索肥实,色泽乌润,泡水后汤色红浓,香气高长带松烟香,滋味醇厚,带有桂圆汤味,加入牛奶则茶香味不减,形成糖浆状奶茶,液色更为绚丽。其成品茶外形紧结匀整,色泽铁青带褐,较油润,有天然花香,香不强烈,细而含蓄,味醇厚甘爽,喉韵明显,汤色橙黄清亮,叶底欠匀净,与其他茶拼配,能提高味感。

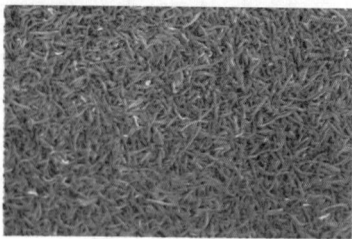

祁门红茶

（2）祁门红茶。中国历史名茶,世界三大高香红茶之一,简称祁红,产于安徽省祁门、东至、贵池、石台、黟县及江西的浮梁一带。祁门红茶高香美誉,香名远播,美称"群芳最"、"红茶皇后"。祁红外形条索紧细匀整,锋苗秀丽,色泽乌润(俗称"宝光");内质清芳并带有蜜糖香味,上品茶更蕴含着兰花香(俗称"祁门香"),馥郁持久;汤色红艳明亮,滋味甘鲜醇厚,叶红亮。

(3)金丝螺红。属滇红茶,产于云南省南部与西南部的临沧、保山、凤庆、西双版纳、德宏等地,滇红制作采用优良的云南大叶种茶树鲜叶。其外形蜷曲成螺,身骨重实,色泽调匀,冲泡后汤色红鲜明亮,金圈突出,香气鲜爽,滋味浓强,富有刺激性;叶底红匀鲜亮,加牛奶仍有较强茶味,呈棕色、粉红或姜黄鲜亮,以浓、强、鲜为其特色。

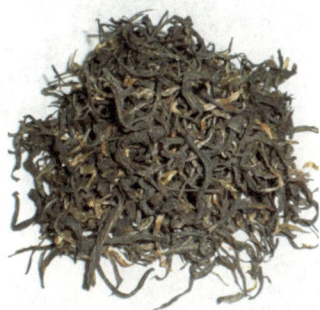

金丝螺红

(4)英德红茶。20 世纪 50 年代由广东英德茶场始制成功,历史虽不长,却已扬名四海。成品具有外形重实、色泽乌润、茶色红艳、香气浓郁、口感极好等特点而倍受品茶人士的青睐。

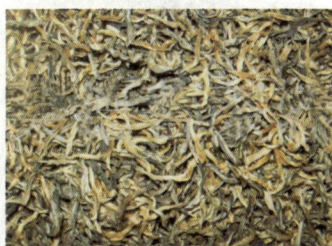

英德红茶

(5)九曲红梅。九曲红梅简称"九曲红",产于浙江省杭州市西湖区周浦乡的湖埠、上堡、大岭、张余、冯家、灵山、社井、仁桥、上阳、下阳一带,尤以湖埠大坞山所产品质最佳。外形条索细若发丝,弯曲细紧如银钩,抓起来互相勾挂呈环状,披满金色的绒毛;色泽乌润,滋味浓郁,香气芬馥;汤色鲜亮,叶底红艳成朵。

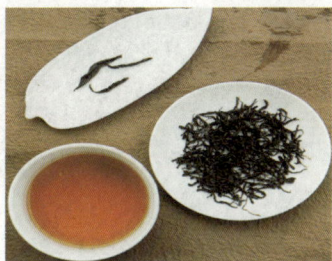

九曲红梅

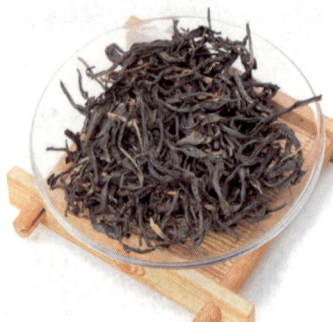

海南红茶

（6）海南红茶。海南红茶是海南省大叶种制得，主要分布在五指山和尖峰岭一带。海南红茶成品茶品质优良，外形条索粗壮紧实，色泽乌黑油润，内质汤色红亮，香气高而持久，滋味浓强鲜爽并富有刺激性，叶底红匀，添加牛奶后色红味活。

3.黄茶类名茶图谱

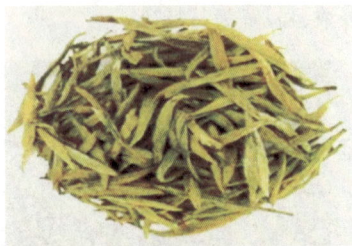

君山银针

（1）君山银针。产于湖南省岳阳市洞庭湖中的君山，形细如针，故名君山银针。其成品由芽头制成，茶芽头苗壮，长短大小均匀，茶芽内面呈金黄色，外层白毫显露完整，而且包裹坚实，茶芽外形很像一根根银针，雅称"金镶玉"，色泽鲜亮，香气高爽，汤色橙黄，滋味甘醇。虽久置而其味不变。冲泡时可从明亮的杏黄色茶汤中看到根根银针直立向上，几番飞舞之后，团聚一起立于杯底。

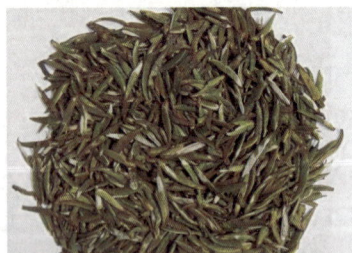

蒙顶黄芽

（2）蒙顶黄芽。产于四川省名山县蒙顶山。蒙顶黄芽外形扁直，芽条匀整，色泽嫩黄，芽毫显露，甜香浓郁，汤色黄亮透碧,滋味鲜醇回甘,叶底全芽嫩黄。

（3）霍山黄芽。产于安徽省霍山县,为中国名茶之一。该茶外形条直微展,匀齐成朵、形似雀舌、嫩绿披毫,香气清香持久,滋味鲜醇浓厚回甘,汤色黄绿清澈明亮,叶底嫩黄明亮。

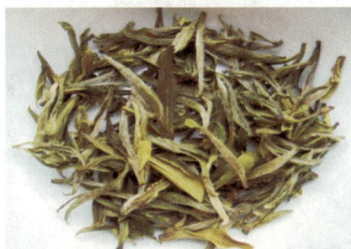
霍山黄芽

（4）霍山黄大茶。亦称皖西黄大茶。霍山黄大茶外形梗壮叶肥,叶片成条,梗叶相连形似钓鱼钩,梗叶金黄显褐,色泽油润,汤色深黄显褐,叶底黄中显褐,滋味浓厚醇和,具有高嫩的焦香。

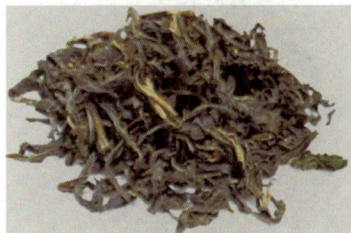
霍山黄大茶

（5）温州黄汤。亦称平阳黄汤,产于平阳、苍南、泰顺、瑞安、永嘉等地,以泰顺的东溪与平阳的北港所产品质最佳。其外形条索细紧纤秀,色泽黄绿多毫;汤色橙黄鲜明,叶底嫩匀成朵,香气清高幽远,滋味醇和鲜爽。

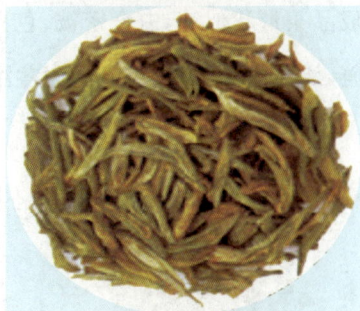
温州黄汤

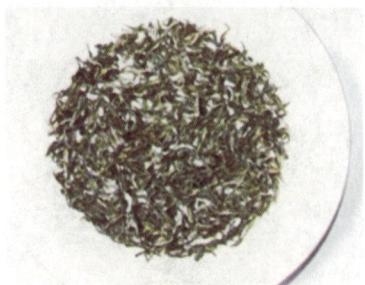

莫干黄芽

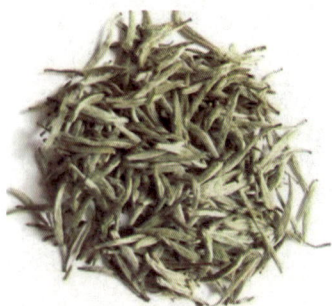

白毫银针

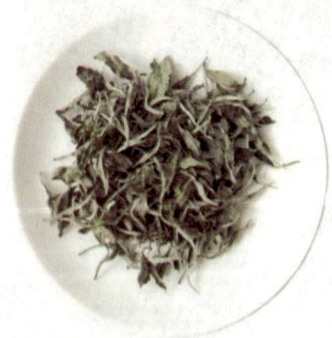

白牡丹

（6）莫干黄芽。产于浙江省德清县南路乡。其外形细紧多毫，色泽绿润微黄，香气清高持久，滋味鲜爽浓醇，汤色黄绿清澈，叶底嫩黄成朵。

4. 白茶类名茶图谱

（1）白毫银针。简称银针，主要种植于福建省福鼎市，以福鼎大白茶和政和大白茶的壮芽为原料，清嘉庆初年（1796年之后）始制作，为我国历史名茶。一般在三月下旬至清明节采摘肥芽，然后进行初制加工。由于鲜叶原料全部是茶芽，白毫银针成品茶形状似针，白毫密被，色白如银，长三厘米许。其香气清鲜，滋味醇和。茶在杯中，满盏浮花乳，芽芽挺立，蔚为奇观。

（2）白牡丹。中国福建历史名茶。采用大白茶树或水仙种的一芽一、二叶为原料，经传统工艺加工而成。其叶张肥嫩，色泽灰绿，夹以银白毫心，呈抱心形。其滋味清醇微甜，毫香鲜嫩持久，汤色杏黄明亮，叶底嫩匀完整，叶脉微红，布于绿叶之中，有"红装素裹"之誉。

（3）贡眉。贡眉主产区在福建建阳、建瓯、浦城等县，以菜茶有性群体茶树芽叶制成。制造贡眉原料为一芽二叶至一芽二、三叶，要求含有嫩芽、壮芽。冲泡后汤色呈橙色或深黄色；滋味醇爽，香气鲜纯；叶底匀整、柔软、鲜亮，叶片迎光可见主脉的红色。

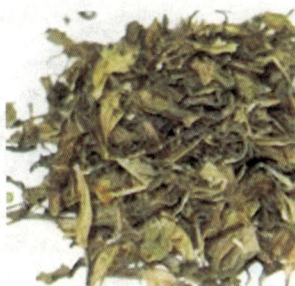

贡眉

5.乌龙茶（青茶）类名茶图谱

（1）大红袍。中国十大名茶之一。茶王"大红袍"产于福建省闽北崇安县武夷山岩的九龙窠。干茶的外形匀整，条索紧结壮实，稍扭曲，色泽油润带宝色；叶底软亮匀齐，红边明显；滋味入口甘爽滑顺，香气清爽。熟香型（足焙火）

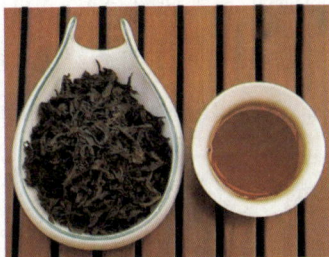

大红袍

的茶以果香及奶油香为上；清香型（轻焙火）的茶以花香及蜜桃香为上。好的茶有"七泡八泡有余香，九泡十泡余味存"的说法。

（2）武夷水仙。产于福建省闽北建瓯县。成茶条索紧结沉重，叶端扭曲，色泽油润暗沙绿，呈"蜻蜓头，青蛙腿"状；具兰花清香，香气浓郁；滋味醇厚回甘；汤色清澈橙黄；叶底厚软黄亮，

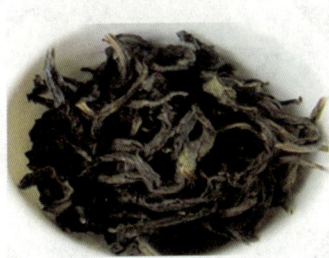

武夷水仙

叶缘朱砂红边或红点,即"三红七青"。

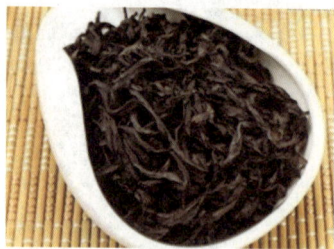

武夷肉桂

（3）武夷肉桂。主产于福建省武夷山的水帘洞、三仰峰、马头岩、桂林岩、天游岩、仙掌岩、响声岩、百花岩、竹窠、碧石、九龙窠等地,已有100多年历史。武夷肉桂,亦称玉桂,由于它的香气滋味似桂皮香,所以在习惯上称"肉桂"。肉桂的桂皮香明显,佳者带乳味,香气久泡犹存,冲泡四、五次仍有余香;入口醇厚回甘,咽后齿颊留香;汤色橙黄清澈,叶底黄亮,红点鲜明,呈绿叶红镶边状;条索匀整,紧结卷曲,色泽褐绿,油润有光,部分叶背有青蛙皮状小白点。

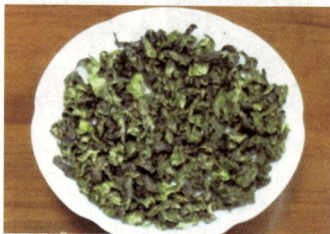

安溪铁观音

（4）安溪铁观音。主产于福建省安溪县。铁观音分为清香型与浓香型。安溪铁观音条索卷曲、壮结、沉重,呈青蒂绿腹蜻蜓头状,色泽鲜润,砂绿显,红点明,叶表带白霜;安溪铁观音香属馥香型,十分浓郁,但浓而不涩,郁而不腻,余味回甘;汤色金黄,浓艳清澈;茶叶冲泡展开后叶底肥厚明亮（安溪铁观音茶叶特征之一为叶向叶背翻卷）,具绸面光泽。

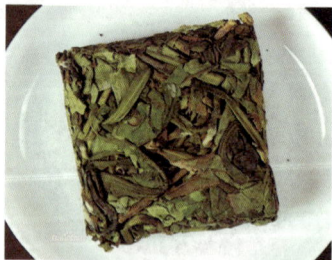

漳平水仙

（5）漳平水仙。主产于福建

省漳平市漳平九鹏溪地区。其外形条索紧结卷曲,似拐杖形、扁担形,毛茶枝梗呈四方梗,色泽乌绿带黄,似香蕉色,"三节色"明显;内质汤色橙黄或金黄清澈;香气清高细长,兰花香明显;滋味清醇爽口透花香;叶底肥厚、软亮,红边显现,叶张主脉宽、黄、扁。

(6)凤凰单枞。主产于广东省潮州市凤凰山。其外形条索粗壮,匀整挺直,色泽黄褐,油润有光,并有朱砂红点;冲泡清香持久,有独特的天然兰花香,滋味浓醇鲜爽,润喉回甘;汤色清澈黄亮,叶底边

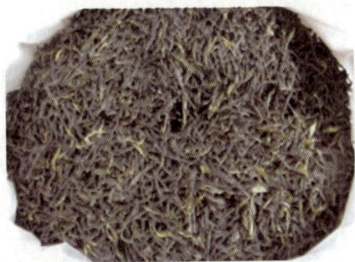

凤凰单枞

缘朱红,叶腹黄亮,素有"绿叶红镶边"之称,具有独特的山韵品格;另有一些特殊山场及树种的茶青,经碳火慢焙后,口感及香气变得更加独特,"山韵"较轻火茶更为深厚,耐泡度亦更高。

(7)岭头单枞。又称白叶单枞茶,产于广东省饶平县浮滨镇岭头村。其外形条索紧结壮硕,色泽黄褐油润;花蜜香高锐持久,有特独的微花浓蜜香味(现称为"蜜韵");滋味浓醇甘爽、回甘力强;汤色橙黄明

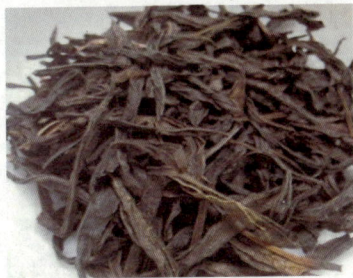

岭头单枞

亮;叶底黄绿腹朱边,耐冲泡、贮藏。

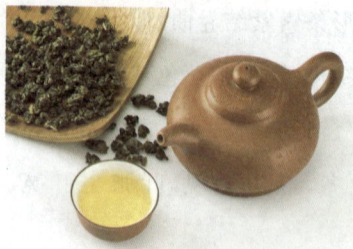

冻顶乌龙

（8）冻顶乌龙。产自台湾南投县鹿谷乡的冻顶山。茶叶呈半球状，色泽墨绿，边缘呈金黄色。冲泡后，茶汤金黄，偏琥珀色；带熟果香或浓花香，带明显焙火韵味。滋味醇厚，回甘强。叶底外观有青蛙皮般灰白点，叶间卷曲呈虾球状，叶片中间淡绿色，叶底边缘镶红边，称为"绿叶红镶边"或"青蒂、绿腹、红镶边"。

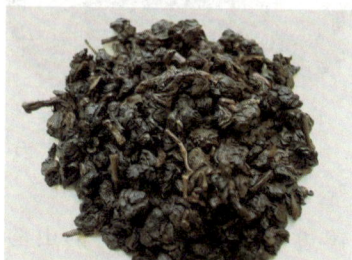

木栅铁观音

（9）木栅铁观音。属半发酵的青茶，是乌龙茶类中的极品，产于台湾北部。木栅铁观音以炭焙成为最大特质，让人联想起褐色外皮的龙眼，粒粒如豆，茶面油亮，掷入杯中，发出有如铁粒般的叮叮之声。味浓醇厚，带有兰桂花香与熟果香味，茶汤为琥珀金黄色，气味甘醇沉稳。

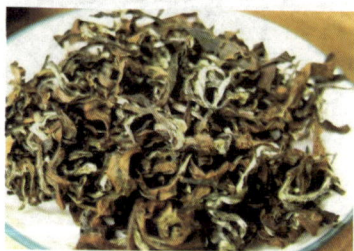

椪风乌龙

（10）椪风乌龙。又称白毫乌龙茶、东方美人茶。产地为台湾新竹县北埔、峨眉及苗栗县。由采自受茶小绿叶蝉吸食之幼嫩芽叶，经手工搅拌控制发酵，使茶叶产生独特的蜜糖香或熟果香。椪风乌龙的茶叶外观颇具美感，叶身呈白绿黄红褐五色相间，鲜艳可爱；茶汤水色呈较深的琥珀色，滋味浓厚甘醇,并带有熟果香和蜂蜜芬芳。

6.黑茶及压制茶类名茶图谱

(1)普洱茶。产自云南省
普洱市。普洱茶现在泛指云南
茶区生产的茶,是以云南大叶
种晒青毛茶为原料,加工成的
散茶和紧压茶。普洱茶分生茶
和熟茶两种,按照传统绿茶工

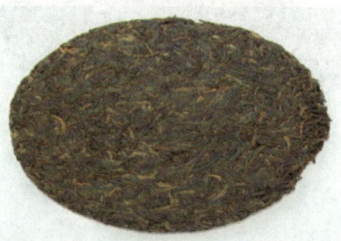

普洱茶

艺加工而成的为普洱生茶,而又将普洱生茶继续通过后发酵过
程则形成熟茶。普洱熟茶外形色泽褐红,内质汤色红浓明亮,陈
香独特,滋味醇厚回甘,叶底褐红。

(2)重庆沱茶。1953年重庆
茶厂开始生产,制作时选用中上
等晒青、烘青和炒青毛茶,属上
乘紧压茶。其成品茶形似碗臼,
色泽乌黑油润,汤色橙黄明亮,
叶底较嫩匀,滋味醇厚甘和,香
气馥郁陈香。

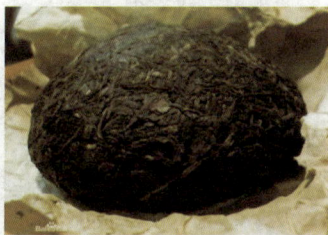

重庆沱茶

(3)黑砖茶。其原料采用湖
南省安化、桃江、益阳、汉寿、宁
乡等县茶厂生产的优质黑毛茶。
其原料选自砖面色泽黑褐,内质
香气纯正,滋味浓厚微涩,汤色
红黄微暗,叶底老嫩尚匀。

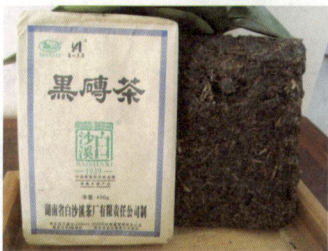

黑砖茶

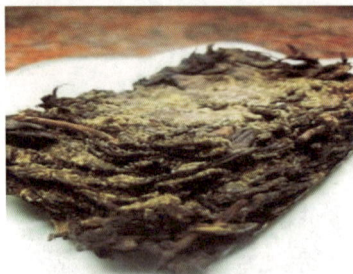

茯砖茶

（4）茯砖茶。主产于湖南安化。茯砖茶分为特制茯砖（简称特茯）和普通茯砖（简称普茯）。其外形：砖面平整，棱角分明，厚薄一致，发花普遍茂盛；特茯砖面为黑褐色，普茯砖面为黄褐色。其内质香气纯正，汤色橙黄。特茯滋味醇和；普茯滋味尚醇和，无涩味。茯砖茶在泡饮时，要求汤红不浊，香清不粗，味厚不涩，口劲强，耐冲泡；特别要求砖内冠突散囊菌（俗称"金花"）普遍茂盛，干嗅有花的清香。

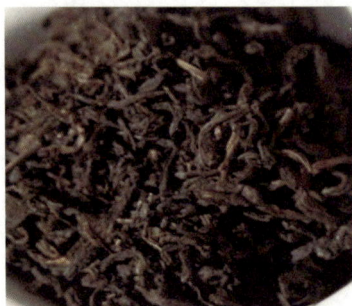

湘尖茶

（5）湘尖茶。湘尖是黑茶紧压茶的上品，为湖南安化白沙溪茶厂所产。湖南黑茶成品有"三尖"和"三砖"之称。"三砖"指黑砖、花砖和茯砖。"三尖"指天尖、贡尖和生尖。湘尖茶色泽黑带褐，香气纯正，滋味醇和，汤色稍橙黄，叶底黄褐带暗。

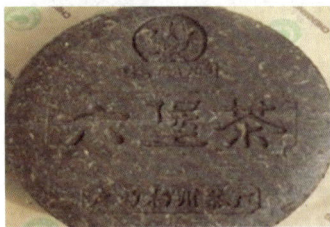

六堡茶

（6）六堡茶。主产于中国广西梧州六堡镇。六堡茶色泽黑褐光润；汤色红浓明亮；滋味醇和爽口，略感甜滑；香气醇陈，有槟榔香味；叶底红褐。六堡茶耐于久藏。

（7）方包茶。原产于四川灌县（现都江堰市），是西路边茶的一个主要花色品种，因将原料茶筑压在方形篾包中而得名。方包茶的鲜叶原料比南路边茶更为粗老，是采割1～2年生的成熟枝梢，直接晒干制成。其品质特点：梗多叶少、色浓味淡、焦香突出。

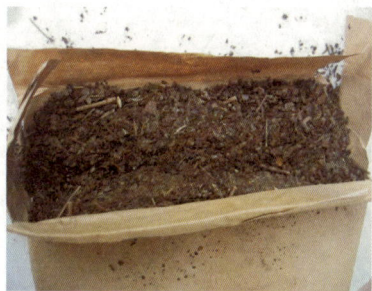

方包茶

第二章　茶的营养与健康

第一节　茶叶的营养知识

茶叶中的水溶性物质占 25%～48%,其主要化学成分包括果胶物质、茶多酚类、生物碱类、氨基酸类、糖类、有机酸、灰分等。它们构成了茶叶的品质和滋味。

茶树鲜叶中水分约占 75%,干物质约占 25%,其中有机物占 93%～96%,无机物占 4%～7%。有机物分含氮化合物和碳水化合物。含氮化合物中蛋白质占 20%～30%,氨基酸占 1%～7%,生物碱占 2%～5%;碳水化合物中茶多酚占 20%～35%,有机酸占 1%～3%,脂类占 8%。另外,茶叶中还含有芳香物质 0.02%,其他色素 1.0%,维生素 0.5%～1.0%。无机物中水溶性部分占 2%～4%,水不溶性部分占 1.5%～3%。

一、茶叶中的蛋白质及氨基酸

1. 蛋白质

茶叶中的蛋白质含量占干物质量的 20%～30%。能溶于水、可直接被利用的蛋白质含量仅占 1%～2%,这部分水溶性蛋白质是形成茶汤滋味的成分之一。茶叶中的蛋白质大致可分为以下几种：

(1)清蛋白。能溶于水和稀盐酸溶液，占总蛋白的 3.5％。其主要功能是调节血液的胶体渗透压，如果血浆清蛋白浓度过低，其胶体渗透压下降，可导致组织间隙潴留水分过多，呈现水肿。清蛋白摄入不足会出现营养不良、慢性腹泻、吸收不良综合征等症状。

(2)球蛋白。不溶于水，能溶于稀盐酸溶液，占总蛋白的 0.9％，其对机体具有免疫调节的作用。

(3)醇溶蛋白。不溶于水，能溶于稀酸、稀碱溶液，可溶于 70％～80％的乙醇，占总蛋白的 13.6％。其功效包括：其中的谷氨酰胺可以促进人体胃肠道的肌肉蛋白和糖原的合成，从而提高人体胃黏膜的生成，可解决顽固性胃炎、胃溃疡等胃肠疾病。醇溶蛋白为有效的天然蛋白，具有美白、补水的功效，尤其对干性皮肤来说，其美容护肤作用尤佳。醇溶蛋白中含有人体所必需的赖氨酸、精氨酸和组氨酸。

(4)谷蛋白。不溶于水，能溶于稀酸、稀碱溶液，受热不凝固，占总蛋白的 82.0％。

2.氨基酸

氨基酸是组成蛋白质的基本物质，其含量占干物质总量的 1％～4％。茶叶中的氨基酸主要有茶氨酸、谷氨酸、精氨酸、丝氨酸、天冬氨酸等 20 余种，除了构成蛋白质的 20 种天然氨基酸外，茶叶中还含有 6 种非蛋白质氨基酸，如茶氨酸、谷氨酰甲胺、γ-氨基丁酸等。氨基酸，尤其是茶氨酸是形成茶叶香气和鲜爽性的重要成分，对形成茶叶香气极为重要。

氨基酸与人体健康关系密切，如谷氨酸、精氨酸能降低血氨,治疗肝昏迷;蛋氨酸能调节脂肪代谢,参与机体内物质的甲基转运过程,防止动物实验性营养缺乏所导致的肝坏死;胱氨酸有促进毛发生长与防止早衰的功效;半胱氨酸能抗辐射性损伤,参与机体的氧化还原过程,调节脂肪代谢,防止动物实验性肝坏死。精氨酸、苏氨酸、组氨酸对促进人体生长及智力发育有效,又可增加钙与铁的吸收,预防老年性骨质疏松。与保健功效关系最大的茶叶氨基酸就是茶氨酸和 γ-氨基丁酸。

(1)茶氨酸。茶氨酸一般占茶叶干物质的 0.4%～3%,占茶叶游离氨基酸总量的 40%～60%,因此,它是茶叶中最主要的氨基酸。以芽类春茶含量最高。除茶以外,茶氨酸仅在一种蘑菇和少数山茶属植物中微量存在。

研究表明,茶氨酸具有多方面的功效:促进神经发育、提高大脑功能,从而增进记忆力和学习功能;对帕金森病、阿尔茨海默病及传导神经功能紊乱等疾病有预防作用;防癌抗癌作用;能明显抑制由咖啡因引起的神经系统兴奋,因而可改善睡眠,降压安神;具有增加肠道有益菌群和减少血浆胆固醇的作用;茶氨酸还具有保护人体肝脏,增强人体免疫功能,改善肾功能,延缓衰老等功效。目前,茶氨酸已被广泛用作食品营养添加剂、保健食品和医药原料。

(2)γ-氨基丁酸。其在绿茶茶汤中一般含有 0.1%～0.2%。γ-氨基丁酸对人体具有多种生理功能,可以作为制造功能性食品及药品的原料。研究证明,γ-氨基丁酸可显著地降血压。其主要通过扩张血管,维持血管正常功能,从而使血压下降,故可用于高血压的辅助治疗。γ-氨基丁酸还有改善脑功能、增强记忆力的功效。其机制是提高葡萄糖磷脂酶的活性,从而促进大脑的能量代谢,活化脑血流,增加氧供给量,最终恢复脑细胞功能,改善神经功能。还有报道指出,γ-氨基丁酸具有改善视觉、降低胆固醇、调节激素分泌、解除氨毒、增进肝功能、活化肾功能、改善更年期综合征等功效。随着新功效的发现,富含 γ-氨基丁酸的茶叶具有很好的开发前景。

二、茶叶中的生物碱

咖啡碱(又称咖啡因)、可可碱和茶碱是茶叶中的主要生物碱,是一类重要的生物活性物质,也是茶叶的特征性化学物质之一。在茶叶中主要以咖啡碱为主,占干物质含量的 2%～4%,可可碱次之,占 0.05%,茶碱占 0.002%。它们的药理作用也非常相似,均具有兴奋中枢神经的功效。

1. 咖啡碱

绿茶在制造过程中,因经高温处理,咖啡碱部分升华而有所减少,故绿茶中的咖啡碱含量低于红茶。茶树芽叶中咖啡碱含量随鲜叶的粗老而降低,成品茶的级别基本上与成品茶中的咖啡碱含量成正相关。茶叶中咖啡碱的含量与茶树的品种和生长环境有关,大叶种茶树的芽叶咖啡碱含量较高,一般南方品种含量多于北方品种;在同一地域,夏茶中咖啡碱含量比春茶含量高。咖啡碱可作为鉴别真假茶的特征成分之一。

咖啡碱的生物活性主要有:

(1)对中枢神经系统的兴奋作用。咖啡碱能使中枢神经兴奋,其主要作用于大脑皮质,使精神振奋,提高工作效率和精确度,消除睡意,减轻疲乏。较大剂量的咖啡碱能兴奋下级中枢和脊髓。

（2）助消化、利尿。咖啡碱可以通过刺激肠胃，促使胃液分泌，从而增进食欲，帮助消化。咖啡碱可以直接影响胃酸的分泌，也能够通过刺激小肠分泌水分和钠。咖啡碱的利尿作用是通过肾促进尿液中水的滤出率而实现的。此外，咖啡碱对膀胱的刺激作用也协助利尿。茶咖啡碱的利尿作用也有助于醒酒，解除酒精毒害。因为茶咖啡碱能提高肝脏对物质的代谢能力，增强血液循环，把血液中的酒精排出体外，同时因为茶咖啡碱有强心、利尿作用，能促进肾脏从尿液中迅速排出酒精。

（3）强心解痉、松弛平滑肌。心脏病患者喝茶后，心脏指数、脉搏指数、氧消耗量和血红蛋白的载氧量都得到显著的提高，这主要与咖啡碱的松弛平滑肌的作用密切相关。所以，在心绞痛和心肌梗死的治疗中，茶叶可起到良好的辅助作用。

（4）对呼吸的影响。咖啡碱对于呼吸的影响主要是通过调节血液中咖啡碱的含量。咖啡碱已经被用作防止新生儿周期性呼吸停止的药物，虽然其中确切的机制还不是很清楚，但已知主要是咖啡碱刺激脑干呼吸中心的敏感性，从而影响二氧化碳的释放。此外，在哮喘患者的治疗中，咖啡碱已被用作一种支气管扩张剂。

（5）消毒灭菌、抵御疾病。咖啡碱本身有灭菌及病毒灭活功能。茶咖啡碱对大肠杆菌、伤寒及副伤寒杆菌、霍乱杆菌和痢疾杆菌的生长都有抑制功能，对单纯性疱疹病毒、脊髓灰质炎病毒、某些柯萨克肠道系病毒及埃柯病毒的活性有抑制效果。

（7）咖啡碱对某些药物具有协同功效。咖啡碱能使减轻头痛的药物的功效提高 40％，并能使身体更快地吸收这些药品，缩短起作用的时间。因此，很多治疗头痛的非处方药品中包含咖啡碱。咖啡碱也可与麦角胺一起使用,治疗偏头痛和集束性头痛,克服由抗组胺药引起的困意。

2. 可可碱

可可碱存在于可可和茶叶中,具有利尿、兴奋心肌、舒张血管、松弛平滑肌等作用。

3. 茶碱

茶碱的主要药理作用与咖啡碱相似,但兴奋高级神经中枢的作用比咖啡碱弱,而强心、扩张血管、松弛平滑肌、利尿等作用较咖啡碱强。

第二节　茶叶维生素及矿物质

一、茶叶维生素

人体对维生素的需要量虽然很少,但其参与人体中许多主要的生理代谢过程,与人体健康的关系极大,因此维生素是维持生命必不可少的一类营养素。茶叶中同样含有丰富的水溶性维生素和脂溶性维生素,其含量占干物质总量的 $0.6\%\sim1\%$。

水溶性维生素主要包括维生素 C、维生素 B 族及维生素 P 等。

(一)水溶性维生素

1. 维生素 C

维生素 C,又名抗坏血酸,为一种含 6 碳的 α-酮基内酯的弱酸,带有明显的酸味,具有很高的抗氧化能力。一般绿茶中维生素 C 的含量约为 250mg/100g,有的绿茶甚至高达 500mg/100g。乌龙茶的维生素 C 含量约为 100mg/100g,而红茶因经过发酵工艺,维生素 C 损失较大,一般在 50mg/100g 以下。冲泡时,绿茶中的维生素 C 几乎全部溶出进入茶汤,被人们吸收利用。所以,可通过饮茶部分补充维生素 C 的每日所需量。维生素 C 的主要功效如下:

(1)参与促进胶原蛋白的合成。胶原蛋白占身体蛋白质的 1/3,是构成真皮的主要物质,决定了肌肤的修复能力。维生素 C 能加速胶原蛋白的生成,修复细胞间的连接,促进伤痕消退,提升肌肤的细腻度与弹性。

(2)治疗坏血症。坏血症常常表现为毛细血管脆性增加,常有鼻出血、月经过多以及便血现象;还可导致骨钙化不正常及伤口愈合缓慢等。这都是由人体缺乏维生素 C 引起的。

(3)预防牙龈萎缩、出血。健康的牙床紧紧包住每一颗牙齿。牙龈是软组织,当缺乏蛋白质、钙、维生素 C 时易产生牙龈萎缩、出血状况。

(4)预防动脉硬化。可促进胆固醇的排泄,防止胆固醇在动脉内壁沉积,甚至可以使沉积的粥样斑块溶解。

(5)抗氧化。保护其他抗氧化剂(如茶多酚、维生素 A、维生素 E、不饱和脂肪酸),防止其被氧化,降低自由基对人体的伤害。

(6)治疗贫血。将难以吸收利用的三价铁还原成二价铁,促进肠道对铁的吸收,提高肝脏对铁的利用率,有助于治疗缺铁性贫血。

(7)防癌。丰富的胶原蛋白有助于防止癌细胞的扩散;维生素 C 的抗氧化作用可以抵御自由基对细胞的伤害,防止细胞的变异；阻断亚硝酸盐和仲胺形成强致癌物——亚硝胺。

（8）保护细胞、解毒，保护肝脏。

（9）提高人体的免疫力。白细胞含有丰富的维生素 C，当机体感染时白细胞内的维生素 C 急剧减少。维生素 C 可增强中性粒细胞的趋化性和变形能力，提高其杀菌能力。

（10）提高机体的应急能力。人体受到异常的刺激，如剧痛、寒冷、缺氧、精神强刺激，会引发抵御异常刺激的紧张状态。该状态伴有一系列的身体变化，包括交感神经兴奋、肾上腺髓质和皮质激素分泌增多。肾上腺髓质所分泌的肾上腺素和去甲肾上腺素是由酪氨酸转化而来的，在此过程中需要维生素 C 的参与。

维生素 C 在茶汤中含量的高低与冲泡水温和时间相关，低温和短时对维生素 C 破坏较少。在茶叶贮藏中，维生素 C 易受光、热、氧的影响，发生氧化而含量渐渐降低。

2.维生素 B 族

在茶叶中，维生素 B 族的含量一般为茶叶干重的 $100\sim150mg/kg$。维生素 B 族作为生物催化剂酶的辅助因子参与细胞中物质与能量的代谢过程，在细胞内的分布和溶解性能上大致相同。茶叶中维生素 B_2、尼克酸以及叶酸含量较为丰富。而维生素 B_1 的含量较低，为 $70\sim150\mu g/100g$，含量变化因茶类而异，成熟叶含量略高于嫩芽，老叶较低，春夏茶较高，秋茶较低。泛酸的含量为 $1.0\sim2.0mg/100g$；生物素的含量为 $50\sim80\mu g/100g$。

（1）维生素 B_1。茶叶中维生素 B_1 含量比蔬菜高。维生素 B_1 能维持神经、心脏和消化系统的正常功能。

（2）维生素 B_2。维生素 B_2 又称核黄素，微溶于水，在中性或酸性溶液中加热是稳定的。核黄素(维生素 B_2)的含量是每100g 干茶含 $1.0\sim2.0$mg,每天饮用 5 杯茶即可满足人体每天需要量的 $5\%\sim7\%$,可以增进皮肤的弹性和维持视网膜的正常功能。其主要功能为参与体内生物氧化与能量代谢及碳水化合物、蛋白质、核酸和脂肪的代谢,可提高机体对蛋白质的利用率,促进生长发育,维护皮肤和细胞膜的完整性;具有保护皮肤毛囊黏膜及皮脂腺的功能;参与细胞的生长代谢,是肌体组织代谢和修复的必需营养素,如强化肝功能、调节肾上腺素的分泌;参与维生素 B_6 和烟酸的代谢,协调 B 族维生素的作用;与机体铁的吸收、储存和动员有关;还具有抗氧化活性,可能与黄素酶-谷胱甘肽还原酶的形成有关。

(3)尼克酸。尼克酸又称烟酸和维生素 B_3,其在茶叶中的含量是维生素 B 族中最高的,约占 B 族中含量的一半。

(4)叶酸。叶酸又称维生素 B_9,在茶叶中含量为 $50\sim75\mu g/100$g。叶酸对细胞的分裂生长及核酸、氨基酸、蛋白质的合成起着重要的作用。人体缺少叶酸可导致红细胞的异常、未成熟细胞的增加、贫血的发生以及白细胞的减少。叶酸是胎儿生长发育不可缺少的营养素。

3. 维生素 P

维生素 P 是一组与保持血管壁正常通透性有关的黄酮类化合物,其中以芸香苷为主,这些物质也可以称为生物类黄酮。它们能维持微血管的正常通透性,增加韧性,具有预防和治疗血管硬化、高血压病的作用,并且有抗衰老和抗癌之功效。茶叶中维生素 P 含量较高、种类多。儿茶素和黄酮类中的很多物质都具有维生素 P 的作用,其中最典型的是芸香苷。维生素 P 在茶叶中含量分别为春茶约 340mg/100g,夏秋茶约 415mg/100g。

(二)脂溶性维生素

脂溶性维生素包括维生素 A、维生素 D、维生素 E、维生素 K。它们不溶于水而溶于脂肪及有机溶剂(如苯、乙醚及氯仿等)中,茶叶中的脂溶性维生素主要包括维生素 E、维生素 A 及维生素 K 等。

1.维生素 E

维生素 E 作为效果优良的抗氧化剂,保护其他物质不被氧化,抑制眼睛晶状体内的过氧化脂质反应,使末梢血管扩张,改善血液循环,预防近视的发生和发展。它也能促进性激素分泌,使男子精子活力和数量增加;使女子雌性激素浓度增高,提高生育能力,预防流产;还可用于防治男性不育症、烧伤、冻伤、毛细血管出血、更年期综合征等。

茶叶中维生素 E 含量比蔬菜和水果中的含量要高,可以与柠檬媲美。一般茶叶中维生素 E 的含量为 50～70mg/100g,含量高的可达 200mg/100g。绿茶中的维生素 E 含量比红茶高,因红茶经过萎凋和发酵,少量维生素 E 被酶破坏。但因茶叶中含有大量的生物类黄酮,对维生素 E 的氧化起了保护作用,故在制茶中维生素 E 的保留量较高。据报道,印度和斯里兰卡红茶中的维生素 E 含量特别丰富。我们可通过食茶,如将茶粉加入糕点中食用,就能较好地摄取茶中维生素 E。

2.维生素 A

维生素 A 具有维持正常视觉功能、维护上皮组织细胞的健康和促进免疫球蛋白的合成、维持骨骼正常生长发育、促进生长与生殖、抑制肿瘤生长以及可以作为营养增补剂的多重功效。茶叶中虽然不含维生素 A,但具有含量丰富的维生素 A 原——类胡萝卜素,被人体摄入后可在人体内合成维生素 A。

绿茶中有 16～25mg/100g 的胡萝卜素,而高山茶树上的芽叶中含量达 50mg/100g。红茶加工中由于发酵等工艺,维生素 A 原经过酶和空气氧化形成茶叶香气物质,损失较多,含量仅有 0.5～1.0mg/100g,而乌龙茶中含量约为 8mg/100g。茶叶中维生素 A 原的 20%～30% 为 α-胡萝卜素,其余为 β-胡萝卜素。β-胡萝卜素转换为维生素 A 的效率为 α-胡萝卜素的 2 倍。茶叶中的隐黄素、玉米黄素、黄体素、隐黄体素等类胡萝卜素也具有维生素 A 原的作用。

3. 维生素 K

维生素 K 最初是作为与血液凝固有关的维生素而被发现的。除了这个作用以外,维生素 K 还参与体内钙的代谢。当人体缺乏维生素 K 时易骨折。维生素 K 现已被用作骨质疏松症的治疗药。若人体缺乏维生素 K 还会使血液凝固力下降,易发心肌梗死等。茶叶中维生素 K 的含量为 1～4mg/100g。

二、茶叶矿质元素

茶叶中还含有多种矿质元素,如磷、钾、钙、镁、锰、铝、硫、锌和硒等,其中茶叶中的氟和硒含量尤其突出。大多数矿质元素对人体健康是有益的。

茶叶中的氟含量很高,平均为 100～200mg/kg,远高于其他植物,适量氟的摄入可以增强牙齿钙的抗酸性,同时抑制细菌发酵产生酸,因此能够坚固骨骼和牙齿,预防龋齿及防治老年骨质疏松。

硒作为身体中重要的微量元素,其主要功效包括清除人体内过多的氧自由基,防止细胞膜脂质过氧化的破坏。硒的抗自由基作用是维生素 E 和维生素 C 的 300～500 倍;其可提高人体免疫力。茶叶对硒的富集作用也相当高效。在我国富硒地区,如我国湖北恩施地区,其茶叶中硒含量高达 3.8mg/kg。

茶也是一种富集锰的植物,一般含量不低于 30mg/100g,高的可达 120mg/100g,比水果、蔬菜高约 50 倍,老叶中含量更高,可达 400～600mg/100g。茶汤中锰的浸出率为 35%。锰是人体必需的微量元素,在人体内起着极其重要的作用。大脑皮层、肾、胰、乳腺等都含有锰,人体内多种酶是含锰金属酶。儿童缺锰可致生长停滞、骨骼畸形;成人缺锰可致食欲缺乏、生殖功能下降、皮肤瘙痒,甚至出现中枢神经症状。成人每天需锰量为 2.5～5.0mg,一杯浓茶中锰的最高含量可达 1mg。

第三节　茶多酚与茶色素

一、茶多酚

茶多酚是茶叶中多酚类物质的总称,是茶叶中主要的化学和功能成分之一。茶叶中的多酚类物质,属缩合鞣质(或称缩合单宁)。缩合鞣质的苯核间用碳键连接,不能水解,加热后只能得到分子量更大的红色缩合物,也称茶鞣质(或茶单宁)。因其大部分能溶于水,所以又称水溶性鞣质。

茶多酚含量高,分布广,变化大,对品质的影响最显著,是茶叶生物化学研究最广泛、最深入的一类物质。它主要由儿茶素类、黄酮类化合物、花青素和酚酸组成,以儿茶素类化合物含量最高,约占茶多酚总量的 70%。儿茶素类主要包括表儿茶素(EC)、表没食子儿茶素(EGC)、表儿茶素没食子酸酯(ECG)和表没食子儿茶素没食子酸酯(EGCG)。

业已证明,茶多酚具有多种药理功效,见第三章第一节"绿茶的养生作用"。

二、茶色素

茶叶色素分水溶性与脂溶性两大类。黄酮类、花青素及红茶色素属于水溶性色素,叶绿素和类胡萝卜素属于脂溶性色素。

1.水溶性色素

(1)黄酮类。黄酮类也称花黄素。茶叶中主要是黄酮醇及其苷类,它们占鲜叶干重的 3%~4%,是水溶性的黄色或黄绿色色素。茶叶中重要的黄酮醇苷为芸香苷,即槲皮素 C_3 的羟基与芸香糖结合形成,也就是芦丁。这是典型的维生素 P,可用于高血压的防治。

(2)花青素。花青素也称花色素,茶树新梢出现的紫芽就与花青素有关。在强光、高温和恶劣环境(贫脊、干旱)下,茶叶中花青素含量也较高,茶芽易呈红紫色,这是茶叶抵抗不良环境或较强紫外线伤害而发展出的一种适应性。

花青素为人体带来多种益处:有助于预防多种与自由基有关的疾病,包括癌症、心脏病、过早衰老和关节炎;通过防止应激反应和吸烟引起的血小板凝集,减少心脏病和中风的发生;增强免疫能力来抵御致癌物质;降低感冒的次数和缩短持续时间;具有抗突变的功能,减少致癌因子的形成;具有包括预防关节炎和肿胀等抗炎功效;缓解花粉病和其他过敏症;增强动脉、静脉和毛细血管弹性;保护动脉血管内壁;保持血细胞正常的柔韧性,帮助血红细胞通过细小的毛细血管,增强血液的全身循环,为身体各个部分的器官和系统带来直接的益处,并增强细胞活力;松弛血管从而促进血流,防治高血压(降血压功效);防止肾脏释放出的血管紧张素转化酶所造成的血压升高;作为保护脑细胞的一道屏障,防止淀粉样 β 蛋白的形成及谷氨酸盐的毒性作用和自由基的攻击,从而预防阿尔茨海默病;通过抑制弹性蛋白酶和胶原蛋白酶的活性使皮肤变得光滑而富有弹性,从内部和外部同时防治由于过度日晒所导致的皮肤损伤等。

(3)红茶色素。茶叶中含有大量的儿茶素,其含量占鲜叶干重的 12%～30%,但由于含有较多的酸性羟基,所以极易被氧化,从而生成有色物质。茶多酚的水溶性氧化产物主要是茶黄素、茶红素和茶褐素,它们是红茶内质特有风味的重要来源。茶黄素是红茶汤色"亮"的主要成分,是汤色强度和鲜爽度的重要成分,同时也是形成所谓"金圈"的最主要物质,茶黄素类含量一般占干重的 0.3%～1.5%。茶红素是红茶汤色"红"的主要成分,是汤味浓度的重要物质,并且与茶汤的强度也有关,茶红素类含量一般占干重的 5%～11%。茶褐素是红茶汤色"暗"的主要原因,其量多则茶汤发暗味淡,含量一般为红茶干物质总量的 4%～9%。

由于茶黄素是红茶色素唯一基本清楚化学结构的物质,对它的功效研究也较茶红素和茶褐素深入。茶黄素被誉为茶叶中的"软黄金",除了具有茶多酚的药理效果外,其还有很多独特的功能,具体见第三章第三节"红茶的养生作用"。

2.脂溶性色素

茶叶脂溶性色素主要有叶绿素(包括叶绿素 a 和叶绿素 b),其次是类胡萝卜素(包括胡萝卜素、叶黄素)。这些物质与磷脂、蛋白质等构成茶树光合器官,是将光能转化为化学能的重要结构。

(1)叶绿素。叶绿素是茶叶中的主要色素,约占茶叶干重的 0.6%。叶绿素可分为蓝绿色的叶绿素 a 和黄绿色的叶绿素 b 两种。茶叶越嫩,叶绿素 a 的含量越少,所以嫩叶多呈黄绿色,茶树叶片长大后,叶绿素 a 的比例大增,叶色呈浓绿色。叶绿素的摄入对抗病强身有着很多积极的效果,包括造血作用、消炎杀菌功能、维持酶的活性等。

(2)类胡萝卜素。类胡萝卜素亦称"辅助色素"。类胡萝卜素含有两种色素,即胡萝卜素和叶黄素,前者呈橙黄色,后者呈黄色。这些类胡萝卜素在人体内可转变成维生素 A,发挥维生素 A 的生理作用,故有"维生素 A 原"之称。类胡萝卜素及其代谢产物有多种生物学功能,对人体健康有一定的功能作用。

(3)叶酸。叶酸又称"维生素 Bc"和"维生素 M",是 B 族维生素的一种。叶酸呈黄色或橙黄色薄片状或针状晶体。

(4)原花色素类。原花色素类是茶叶中色素的种类之一,又称"原花色苷元类",用无机酸处理能产生红色的花青素,属缩合单宁,具鞣质通性,因含有更多的自由酚羟基,收敛性、苦涩味和抗氧化作用更强。

第四节 茶多糖和有机酸

一、茶多糖

茶多糖也称茶叶多糖复合物,是一类组成复杂的混合物。茶多糖含有较多的脂类成分,并与蛋白质紧密结合,同时又结合大量的矿质元素。矿质元素主要包括钙、镁、铁、锰及少量的微量元素,如稀土元素等。由此可见,茶多糖的正确名称应是茶叶多糖复合物。

茶多糖的含量与茶类及其原料老嫩度有关。从茶类来讲,乌龙茶中茶多糖的含量高于红茶、绿茶。乌龙茶中茶多糖含量占 $2.65\% \pm 0.27\%$,约为红茶的 3.3 倍、绿茶的 1.7 倍,这可能是由于乌龙茶的原料比红茶、绿茶粗老。红茶的茶多糖含量一般为 $0.40\% \pm 0.10\%$;但六级红茶可达 $0.85\% \pm 0.10\%$。一级绿茶的茶多糖含量为 $0.81\% \pm 0.11\%$,但六级绿茶可达 $1.41\% \pm 0.06\%$。茶叶多糖的含量均随原料粗老程度的增加而递增。

近年来的研究发现,茶多糖有保护造血功能、防治放射性疾病的神奇功效。茶多糖对于人体主要有以下功效:

1.抗凝血及抗血栓作用

血栓形成主要包括三个阶段:①血小板黏附和聚集;②血液凝固;③纤维蛋白溶解。茶多糖能明显抑制血小板的黏附作用,并降低血液黏度。茶多糖不仅能减少血小板数,还能延长血凝时间从而影响血栓的形成。另外,茶多糖能提高纤维蛋白溶解度。茶多糖可能作用于血栓形成的所有环节。

2. 降血糖作用

在我国及日本民间就常有用粗老茶治疗糖尿病的案例。据报道称,用粗老茶治疗糖尿病,其临床观察的有效率达 70%。茶叶多糖对糖代谢的影响与胰岛素类似。

3. 增强机体免疫功能

茶多糖能够促进单核巨噬细胞系统发挥吞噬功能,增强机体自我保护的能力。

4. 对心血管系统若干药理作用

高血脂是人类心脑血管疾病的主要原因。茶多糖有降血脂的作用,它能使血液中总胆固醇、中性脂肪、低密度脂蛋白胆固醇等浓度下降,使高密度脂蛋白胆固醇浓度增加。茶多糖通过调节血液中的胆固醇以及脂肪的浓度,起到预防高血脂、动脉硬化的作用。研究表明,茶多糖不仅可以降低血清中低密度脂蛋白胆固醇的浓度,还能与脂蛋白酯酶结合,促进动脉壁脂蛋白酯酶入血而起到抗动脉粥样硬化的作用。

5. 抗癌作用

添加茶色素、咖啡碱、茶多糖、茶多酚片及配比混合茶的试验发现,以上各种茶叶有效成分对肿瘤发生的启动和增殖阶段均有不同程度的抑制作用。由此可见,茶多糖在防癌方面有一定的效果。

6. 防辐射作用

茶多糖有明显的抗放射性伤害的作用,能保护造血功能。服用茶多糖可以保持血红蛋白平稳,使红细胞数下降减少,血小板数的波动也减少。

7.抗氧化作用

茶多糖对红细胞内重要的抗氧化酶 SOD 的活性有明显的增强作用。

多糖等糖类药物是副作用相对较小的药物。茶叶中主要药理成分（如咖啡碱、茶多酚等）含量都随茶树叶片的老化而减少，而茶多糖则相反，茶树叶片愈老，茶多糖的含量愈高。目前，我国茶叶资源浪费比较严重，一般只采春茶，或采少量秋茶，而大量的夏茶以及修剪的枝叶都没有利用，如把它们都利用起来开发各种治疗糖尿病、动脉粥样硬化以及提高免疫能力的药物，将对人类的健康和茶叶生产的发展有重大意义。

如上所述，茶叶中糖类的含量占干物质总量的 25％～40％，但能提供能量的蔗糖、葡萄糖和果糖只占 1％～3％，淀粉只占 0.2％～2.0％，其余几乎都为非能量来源的膳食纤维（水溶性膳食纤维占 3％～7％，剩下的全是非水溶性）。膳食纤维能抑制便秘，预防肥胖、大肠癌、动脉硬化、心血管疾病等生活习惯病。最近我们国家也在宣传增加摄入膳食纤维的重要性。中国营养学会于 2000 年提出：我国成年人膳食纤维的适宜摄入量为 30g/天。但据测算，我国人均每日的实际摄入量仅为 14g 左右，摄入量严重不足，且摄入量随食品精加工水平的提高呈逐步下降的趋势。如果每天摄入绿茶 5g（以茶粉计，全数摄入），即可提供 1～1.5g 的膳食纤维。

根据相关文献，每 100g 各种茶叶其能量为 208～300kcal，因为这些数据是简单地将茶叶可食用部分每 100g 的蛋白质、脂肪、碳水化合物与各成分的能量系数相乘合计而成的，很容易招致误解。实际上，茶汤中蛋白质、脂肪、碳水化合物的溶出率很低，假如饮用一杯 3g 左右的绿茶，所提供的能量最多不超过 5kcal，因此它的能量摄入完全可忽略不计。而且即使摄入 5g 微细茶粉，所提供的能量也只不过是 8kcal（相当于 2g 蔗糖），因此，不管是饮用绿茶还是摄入绿茶，几乎可认为是无能量食品。

二、有机酸

茶叶中的有机酸种类较多，其含量为干物质总量的 3% 左右，主要参与茶树的新陈代谢，在生化反应中常为糖类分解的中间产物，是香气和滋味的主要成分之一。茶叶中的有机酸与咖啡碱、尼古丁中和生成盐类，盐类大多溶于水，可从尿中排出体外，所以饮茶可解烟毒。此外，茶叶中不同的有机酸还有着不同的功效，尤其是后发酵茶，经过多种微生物作用后，黑茶中含有较高含量和较多种类的有机酸。

1.苹果酸

苹果酸可直接参与人体代谢，被人体直接吸收，在短时间内向肌体提供能量、消除疲劳，起到抗疲劳、迅速恢复体力的作用；有护肝、肾、心脏作用；能促进代谢的正常运行，可以使各种营养物质顺利分解，促进食物在人体内的吸收代谢，其热量低，可有效地预防肥胖，起到减肥的作用；还可以改善脑组织的能量代谢，调整脑内神经递质，有利于学习记忆功能的恢复，对学习记忆有明显的改善作用。

2.柠檬酸

柠檬酸是人体内糖、脂肪和蛋白质代谢的中间产物，是糖氧化过程中三羧酸循环的起始物。临床上，柠檬酸铁铵是常用的补血药，柠檬酸钠常用作抗凝血剂。

3.水杨酸

水杨酸,又名柳酸,具有清热、解毒和杀菌作用。水杨酸外用对微生物有抵制作用,其防腐力近于酚,但不作为防腐剂使用。水杨酸的局部作用可致角质溶解,可作为角质软化剂使用,因制剂浓度不同而药理作用各异。水杨酸浓度为 $1\%\sim3\%$ 时,具有角化促成和止痒作用;浓度为 $5\%\sim10\%$ 时,具有角质溶解作用,可使角质层中连接鳞细胞间黏合质溶解,从而使角质松开而脱屑,亦可产生抗真菌作用(因去除角质层后并抑制真菌生长,水杨酸能帮助其他抗真菌药物穿透,并抑制真菌生长);浓度为 25% 时,具有腐蚀作用,可脱除肥厚的胼胝皮脂溢出、脂溢性皮炎、浅部真菌病、疣、鸡眼、胼胝及局部角质增生。许多洗发水中也含有水杨酸,后者是去除头皮屑的有效成分。

4.丙酮酸

丙酮酸,原称焦性葡萄酸,是动植物体内糖、脂肪和蛋白质代谢的中间产物,在酶的催化作用下能转变成氨基酸或柠檬酸等,是一个重要的生物活性中间体。

有机酸是茶叶品质成分的重要物质。除了上述有益人体健康的好处之外,有机酸还是一种无污染、无残留、无抗药性、无毒害作用的环保型绿色添加剂,可提高对矿物质的利用率,提高血液免疫指标和酸碱平衡。

第三章 不同茶类的养生功效

同一株茶树的叶子经过不同的加工方法，可以做成绿茶、红茶、乌龙茶（青茶）、黑茶、白茶和黄茶六大基本茶类，鲜叶随着加工工艺的改变，其化学成分也发生了显著变化，所以形成了具有不同健康功效的茶叶。

第一节 绿茶的养生作用

绿茶属于不发酵茶，富含多酚类物质、氨基酸、维生素等活性成分；绿茶滋味鲜爽清醇带收敛性，香气清鲜高长，汤色碧绿。绿茶味苦，微甘，性寒凉，是清热、消暑、降温的凉性饮品。

绿茶具有抗氧化、抗衰老、降血压、降脂减肥、抗突变、防癌、抗菌消炎的作用。因绿茶性寒凉，若虚寒及血弱者久饮之，则脾胃更寒，元气倍损，故绿茶不适合胃弱者和寒性体质人群饮用。

茶多酚是绿茶中多酚类物质的总称，是茶叶中主要的功能成分之一。它主要由儿茶素类、黄酮类化合物、花青素和酚酸组成，以儿茶素类化合物含量最高，约占茶多酚总量的70％。儿茶素类主要包括表儿茶素（EC）、表没食子儿茶素（EGC）、表儿茶素没食子酸酯（ECG）和表没食子儿茶素没食子酸酯（EGCG）。

20世纪50年代,随着日本原征彦先生发现并分离了EGCG后,全球开展了大量的茶多酚功能、生产方法及其应用研究工作。1992年,屠幼英等人研发了茶多酚浓缩液的生产工艺,并于1993年将茶多酚浓缩液产品出口韩国,这是我国茶多酚出口的首例订单。同时,杨贤强教授、陈瑞锋研究员、屠幼英教授等起草了我国首个轻工行业标准QB 2154—1995(2009)《食品添加剂　茶多酚》,至此,茶多酚在我国的食品和日用品方面被广泛应用。

一、茶多酚的抗氧化作用

当今研究发现,人体中积累的自由基,可以引起诸多的疾病,如癌症、高血压、高血脂、炎症和心血管疾病,是亚健康的罪魁祸首。茶多酚具有较强的抗氧化、清除自由基和减轻自由基损伤的作用,因此,茶多酚具有防癌、抗癌、降血脂、抗菌、抗病毒、消炎、预防动脉粥样硬化等作用。

茶多酚抗氧化机制包括对自由基直接清除、通过抑制产生自由基的酶和螯合金属离子来抑制自由基的产生、激活体内的抗氧化酶系等。这些研究结果通过化学反应模型、体外细胞模型和动物模型得到证实。

1.茶多酚对自由基的清除作用

茶多酚可清除包括超氧阴离子、单线态氧、过氧亚硝酸盐和次氯酸等多种自由基。自由基清除的能力呈剂量—效应关系。还原电位值低意味着供给氢或电子所需的能量较低,是一种化合物清除自由基的活力和抗氧化能力的重要体现因素。研究证实,茶多酚还原电位值与维生素E相似,但比抗坏血酸高,茶黄素中的 TF1 也是抗氧化能力较高的一种化合物,见表 3-1。

表 3-1　抗氧化剂的电位值

抗氧化剂	还原电位值(mV)
抗坏血酸	280
维生素 E	480
尿酸	590
谷胱甘肽	920
EGCG	430
EGC	430
EG	570
ECG	550
TF1	510
TF3	540

2.茶多酚在细胞和动物模型中的抗氧化作用

茶多酚与金属离子(如铁、铜)发生螯合作用,形成非活性复合物,能够阻止此类具有氧化还原活性的金属离子发生催化反应,避免自由基生成,从而加强其抗氧化作用。这种金属螯合能力可以防止茶多酚在体外实验中抑制铜离子介导的低密度脂蛋白的氧化,以及抑制金属离子催化氧化反应的能力。

环氧合酶-2(Cyclooxygenase-2,COX-2)能被细胞因子、生长因子诱导活化,氧化多种物质,对机体组织造成伤害,在多种病理状况下 COX-2 活性显著升高。在前列腺癌细胞中,经茶多酚($10\sim100\mu mol/L$)处理后,COX-2 表达明显受到抑制。

从雄性 8～10 周龄 C57BL/6 小鼠体内提取出骨髓源性树突状细胞,随后分别加入 $25\mu mol/L$ 和 $50\mu mol/L$ 的 EGCG 培养 2 小时。结果发现,随着 EGCG 浓度的增加,树突状细胞中 COX-2 mRNA 和蛋白表达呈明显下降趋势;而且还发现 EGCG

显著抑制了前列腺素 E2 的合成和表达。

二、茶多酚的抗肿瘤作用

癌症的发病机制相当复杂,受控于多种因素和多个基因,而这些基因发挥功能涉及许多酶、生长因子、转录因子和信号转导因子等。如何控制这些酶和因子的活性是防癌和抗癌的关键。近年来科学家们对茶多酚的抗癌作用和机制进行大量研究,并取得较大进展。

茶多酚具有升白细胞作用。常见的肿瘤患者放射反应和损伤表现为周围血中白细胞数降低、血小板减少等骨髓抑制现象,茶多酚具有一定升白细胞效果,尤其对于放疗和化疗患者的升白细胞效果明显。临床试验数据显示,茶多酚对治疗支气管肺癌、鼻咽癌、宫颈癌、肝癌等癌症放化疗后白细胞数减少有明显的作用。

三、茶多酚对心血管疾病的作用

血浆纤维蛋白原是心脑血管发病的危险因子,是引发心脑血管疾病的主要原因。茶多酚能够显著降低纤维蛋白原,溶解血栓,防止血栓形成,防治冠心病、脑卒中、高血压等心脑血管疾病。

浙江大学医学院附属第一医院、浙江省中医院、杭州市第二人民医院、浙江省人民医院、杭州市第四人民医院等单位对 253 例冠心病、高血压、脑栓塞、慢性支气管炎、肺气肿、慢性肺心病、糖尿病、肾病患者(均为高血浆纤维蛋白原)进行了临床观察,临床结果表明:服用茶多酚一个月,148 例血浆高纤维蛋白原降为正常,显效 200 例,占 79.1%,有效率 26 例,占 10.3%,总有效率为 89.4%。对 35 例患者进行了临床观察,服用茶多酚一个月后结果表明:茶多酚降低纤维蛋白原的总有效率为 100%,而且服用一个月,即能使纤维蛋白原降低 175.4mg/dl,表明茶多酚降纤维蛋白原效果明显,溶栓效果显著。对 31 例高脂血症患者进行了临床观察,服用一个月后,结果表明:茶多酚有明显的降低甘油三酯、胆固醇和升高高密度脂蛋白的作用。

第二节　乌龙茶的养生作用

乌龙茶为半发酵茶,其各种内含物含量适中,汤色橙黄明亮,滋味醇厚爽口,天然花果香浓郁持久,饮后回甘留香。乌龙茶性温不寒,具有良好的消食提神、下气健胃作用。乌龙茶的天然花果香可令人精神振奋,心旷神怡;香气能使血压下降,引起深呼吸,以达到镇静的效果。乌龙茶适合饮用的人群较广。现代医学研究表明,乌龙茶具有抗氧化、预防肥胖、预防心血管疾病、防癌抗癌、防龋齿、抗过敏、解烟毒、抑制有害菌、保护神经、美容护肤、延缓衰老等功效。乌龙茶具有明显的降低胆固醇和减肥功效,其抗动脉粥样硬化效果优于红茶和绿茶。

一、乌龙茶的减肥作用

超重和肥胖是心血管病、糖尿病等疾病发病的主要原因。前面已经介绍了茶叶中的咖啡碱具有燃烧脂肪的作用,而茶多酚具有抑制脂肪吸收的作用,因此饮茶具有较好的控制体重的效果。而乌龙茶减肥的主要起效成分是儿茶素聚合物。儿茶素二聚物

Oolong-omobisflavans A 和 B 以及乌龙茶氨酸没食子酸酯对胰脂酶有显著的抑制作用，其 IC_{50} 值分别为 0.048，0.108 和 0.068μmol/L，抑制活性优于 EGCG（IC_{50} 值为 0.349μmol/L）。

流行病学研究发现，饮用乌龙茶可以增加能量消耗，促进脂肪氧化。美国一项对男性人群的研究表明，与饮用水相比，饮用乌龙茶每天脂肪氧化量增加了 12%。日本对 11 位 20 岁左右的年轻女性研究表明，与饮用水相比，饮用乌龙茶后能量消耗增加了 10%，而饮用绿茶只增加了 4% 的能量消耗，显然乌龙茶饮用效果优于绿茶。

乌龙茶不仅可以增加脂肪氧化，而且还可以降低对脂肪和胆固醇的吸收。日本的一项人群干预实验表明，饮用乌龙茶后，粪便中脂肪的排放量增加了 105%，胆固醇的排泄量增加了 50%。我国福建学者研究结果显示，乌龙茶对单纯性肥胖者有一定的减肥效果，60 名单纯性肥胖者在长期饮用乌龙茶后，其体重、体重指数（BMI）、腰围、臀围、体内脂肪率均减少，同时血液中的总胆固醇、血糖值、胰岛素及同型半胱氨酸等含量均显著减少，因而有助于减肥。沈阳药科大学的人群干预实验表明，102 位饮食导致超重或肥胖者每天饮用 8g 乌龙茶并持续 6 周，在极度肥胖人群中，饮茶后有 70% 的人体重下降 1kg，20% 的人体重下降超过了 3kg，而在一般肥胖人群和超重人群中，体重均有下降，比例分别为 64% 和 66%，并且对女性的减肥效果要优于男性。在减肥的同时，还降低了血脂和胆固醇水平。在有高脂血症的肥胖者或超重者中，饮用乌龙茶后血浆中甘油三酯和总胆固醇的水平显著降低。

饮用乌龙茶还可以显著提高体内脂蛋白酶、激素敏感型脂肪酶的活性,促进脂肪分解;还可抑制葡萄糖苷酶和蔗糖酶的活性,减少或延缓葡萄糖的肠吸收,发挥减肥作用;此外,乌龙茶中的茶皂素可有效抑制胰脏释放的脂酶活性,降低脂肪在肠胃中的分解,抑制脂肪吸收。大鼠实验表明,乌龙茶的减肥效果与曲美(一种减肥药物)效果相当;其降胆固醇的效果显著优于曲美、苦丁茶,但弱于 L-阿拉伯糖;其降甘油三酯的效果显著,与曲美、L-阿拉伯糖相当,优于苦丁茶;其对提高 HDL-C 无显著作用,但对降低 LDL-C 作用明显,效果优于苦丁茶,因此乌龙茶对肥胖和高血脂有很好的防治作用。

二、乌龙茶的抗氧化作用

乌龙茶作为半发酵茶,含有部分未氧化的儿茶素,以及加工中形成的儿茶素低聚体,所以乌龙茶仍具有优良的抗氧化能力。此外,由于乌龙茶加工原料多为成熟叶,其茶多糖含量高于绿茶和黄茶等,而多糖亦具有一定的抗氧化能力。

体外实验表明,乌龙茶对超氧阴离子和羟自由基的清除能力接近于绿茶和红茶。在束缚应激小鼠抗氧化能力检测实验中,乌龙茶提取物具有很好的抗氧化能力,提高了血浆中抗氧化能力值和维生素 C 的水平。研究表明,乌龙茶对羟基自由基和超氧阴离子的清除能力接近于红茶、绿茶,但对 DPPH(二苯代苦味酰基)自由基的清除能力弱于红茶和绿茶。另外,研究也表明,乌龙茶多糖具有清除 DPPH 自由基、羟基自由基和抑制脂类过氧化的能力,但清除和抑制能力弱于绿茶多糖和红茶多糖。由乌龙茶、鼠尾草和瓜拉娜三种提取物组成的一种膳食补充剂,能显著提高大鼠肝脏、肾脏和心脏中的抗氧化能力,显著增加总谷胱甘肽含量,提升谷胱甘肽过氧化物酶和超氧化物歧化酶的活性,这些抗氧化物质之间存在协同效益。

利用链脲佐菌素(STZ)复制糖尿病大鼠模型,发现水仙乌龙茶多糖对糖尿病大鼠肝肾抗氧化功能增强及对组织形态起到保护效果。糖尿病大鼠灌胃乌龙茶多糖 4 周后,肝肾 SOD 和 GSH-PX 活性明显提高,MDA 含量显著下降,抗氧化能力增强,这说明茶多糖有利于大鼠抗氧化能力的提高,对肝肾功能的恢复起到重要作用,肝肾组织形态学结果证明了这种保护作用。

三、乌龙茶的降血脂、降血糖、降血压功效

流行病学调查表明,乌龙茶具有明显的降脂、降压、降糖效果。对 2 型糖尿病患者的饮食干预实验表明,饮用乌龙茶 30 周后,患者血浆中葡萄糖含量从起初的 229mg/dl 降至 162.2mg/dl,果糖胺含量从 409.9mg/dl 降至 323.3mg/dl,因而饮用乌龙茶可以用于 2 型糖尿病患者的辅助治疗,降低血糖含量。

乌龙茶具有降血脂和胆固醇的功效。1983 年,福建省中医药研究所对一组血液胆固醇较高的患者进行试验,在停用各种降脂药物的情况下,患者每日上下午两次饮用乌龙茶,连续 24 周后,患者血液中胆固醇含量有不同程度的下降。进一步的动物试验表明,乌龙茶有防止和减轻主动脉粥样硬化的作用。饮用乌龙茶还可以降低血液黏稠度,防止红细胞集聚,改善血液高凝状态,增加血液流动性,改善微循环。另外,动物实验也表明,乌龙茶与绿茶、红茶一样,均可使高糖引诱的大鼠高甘油三酯症、高胆固醇症恢复至正常水平,但乌龙茶效果低于绿茶的效果。然而,乌龙茶显著降低了大鼠的体重,与正常对照组相比,体重下降了

33.8%；与绿茶组相比，乌龙茶组体重下降了29.6%。

比较乌龙茶、普洱茶、红茶和绿茶4类茶叶中，乌龙茶和普洱茶在降甘油三酯上显著优于绿茶和红茶，但在降总胆固醇上，普洱茶和绿茶比乌龙茶和红茶更有效。其中有趣的是，普洱茶可以升高对人体有益的高密度脂蛋白胆固醇，降低低密度脂蛋白胆固醇，乌龙茶提取物和乌龙茶聚合多酚可以有效抑制大鼠和小鼠的餐后高甘油三酯血症的产生，并且推测聚合多酚是乌龙茶中降甘油三酯症的主要成分。

乌龙茶还具有降低血压的功效。在麻醉大鼠实验中，将脱咖啡碱的乌龙茶或乌龙茶进行十二指肠注射后，大鼠肾交感神经兴奋性下降，血压降低。此外，自发性高血压大鼠饮用乌龙茶14周后，可减少血压的升高。乌龙茶可通过传入性神经机制改变自主神经信号的传递，发挥其降压作用。

四、乌龙茶的防癌抗癌、抗突变作用

由安溪县抗癌协会与福建医科大学进行的"安溪铁观音预防食管癌流行病学研究"的流行病学、环境因素、基因蛋白产物、遗传学等研究发现，铁观音具有降低食管癌患病风险、降低 $p53$ 基因蛋白表达、减少有食管癌家庭史一级亲属患食管癌风险等特殊功效。该项目研究结果表明，乌龙茶是一项独立的保护因素，患食管癌的风险随着饮茶频率的增加、月茶叶消耗量和一生中总茶叶消耗量的增加而下降。

1998年，中国预防医学科学院营养与食品卫生研究所给大鼠饲喂安溪铁观音等五种茶和致癌物甲基卡胶和亚硝酸钠。三个月后，饮茶大鼠食道癌发生率为42%～67%，患癌鼠平均瘤数为 2.2~3 个；而未饮茶的大鼠食道癌发病率为 90%，患癌鼠平均瘤数为 5.2 个，五种茶叶抑癌效果属安溪铁观音最佳。与此同时，他们还进行了用亚硝酸钠和甲基卡胶做致癌前体物的研究，结果发现，饮茶组的大鼠无一发生食道癌，未饮茶组发生率为 100%。这一结果证明，茶叶可全部阻断亚硝胺的致癌作用。

在体外培养的人胃癌细胞 MGC-803 实验中，乌龙茶能有效抑制胃癌细胞的核分裂，阻断细胞分化。同时，乌龙茶具有明显的清除自由基、阻断亚硝基吗啉合成的作用，从而对肿瘤有一定的化学预防效果。在体外培养的肝肿瘤细胞中，乌龙茶提取物与绿茶、红茶提取物类似，均可以抑制细胞的增殖和侵染。此外，乌龙茶多酚还具有引诱人胃癌细胞和人巨噬细胞淋巴瘤 U937 细胞凋亡的功能。对 Apc 基因突变的 Min 小鼠和偶氮甲烷诱导的结肠肿瘤大鼠的研究表明，乌龙茶中的一种黄酮类衍生物 chafuroside 连续饲喂 14 周后，可抑制小鼠的小肠肿瘤和大鼠结肠肿瘤的生成。

五、乌龙茶的抗过敏作用

组胺在变态反应性疾病中起重要作用，绿茶、乌龙茶和红茶均具有抑制 1 型和 4 型过敏反应的作用。从台湾乌龙茶中分离得到了两种具有抗过敏作用的儿茶素衍生物——表没食子儿茶素 3-O-甲基没食子酸酯和表没食子儿茶素 4-O-甲基没食子酸酯，它们在乌龙茶中的含量分别为 0.34% 和 0.20%。在小鼠实验中，口服这两种衍生物可显著抑制 1 型过敏反应，效果优于 EGCG。

118 位顽固性 AD 患者的流行病顽固性异位性皮炎实验表

明,每餐后饮用一杯乌龙茶一个月后,63%的患者瘙痒症状减缓,表明乌龙茶具有缓解过敏性皮炎瘙痒的作用。

六、乌龙茶的美容护肤功效

饮用乌龙茶可以降低皮肤中性脂肪。选择 21～55 岁的健康女性 73 人,让每人每天饮用 4g 乌龙茶,上、下午各一次,每次 2g,连续饮用 8 周,然后观察皮脂量和保水能力的变化。结果显示,面部皮脂的中性脂肪量由实验前平均值的 $33.7\mu g/cm^2$ 明显减少到实验后的 $27.4\mu g/cm^2$,乌龙茶饮用后并非单纯地减少皮脂含量,而是对皮脂含量高的人群的降低效果强于含量低的人群,即表明乌龙茶具有调节皮脂含量平衡的作用。

保水是保持皮肤生命力的重要方法。饮用乌龙茶的女性的面部皮肤保水率在实验前后分别为 120%和 137%,皮肤保水有增高的趋势,其中低平均值的一组保水率为 94%,实验后提高到 129%,表明乌龙茶能使皮肤角质层的保水能力明显提高。

细胞实验表明,乌龙茶水提物可以抑制小鼠黑素瘤细胞中与黑色素合成有关的酪氨酸酶的活性,降低该酶的蛋白和mRNA 含量水平,从而对细胞的黑色素合成起到抑制作用。动物实验结果表明,棕黄色豚鼠经紫外线照射后,3,4-二羟基苯丙氨酸敏感型黑色素细胞增加。而饲喂乌龙茶水提物可以抑制黑色素细胞的增加,从而起到美白的作用。

第三节　红茶的养生作用

红茶为全发酵茶,其中含有的多酚类物质在酶的催化和氧化下形成茶黄素和茶红素等。红茶滋味甜醇、浓厚,香气甜香(蜜糖香)。红茶性温热,暖胃,散寒除湿,具有和胃、健胃之功效,可驱寒暖身。红茶对脾胃虚弱、胃病患者较为适宜。红茶还具有养肝、护肝的作用,红茶糖水可治疗肝炎。多酚类的氧化产物具有明显的抗凝和促纤溶作用,可防止血栓的形成,具有保护心血管的功能。

红茶的重要品质成分是茶黄素、茶红素等化合物,它们不是鲜叶中原有的,而是在加工过程中形成,即由茶多酚氧化聚合而形成的氧化产物——茶黄素(TFs)、茶红素(TRs)和茶褐素(TBs)。茶黄素是一类复合物,具有苯骈䓬酚酮结构的物质,目前已发现并鉴定的茶黄素种类共有 28 种,其中主要有四种:茶黄素(TF 或 TF1)、茶黄素-3-没食子酸酯(TF-3-G 或 TF2A)、茶黄素-3′-没食子酸酯(TF-3′-G 或 TF2B)和茶黄素-3,3′-双没食子酸酯(TFDG 或 TF3)。

茶红素形成的可能途径大致包括简单儿茶素或酯型儿茶素的酶性氧化,或茶黄素进一步氧化聚合,是红茶中含量最多的多酚类氧化产物,占红茶干物重的 5%～11%,占红茶水浸出物的 30%～60%。其色棕红,是红茶茶汤中红物质的主要成分,收敛性、刺激性弱于茶黄素。

茶褐素是一类溶于水而不溶于乙酸乙酯和正丁醇的褐色素,具有十分复杂的组成,除含有多酚类的氧化聚合、缩合产物外,还含有氨基酸、糖类等结合物,化学结构有待探明。所以,有学者定义其主要组成是多糖、蛋白质、核酸和多酚类物质,是由茶黄素和茶红素进一步氧化聚合而成的。

茶黄素能显著提高超氧化物歧化酶(SOD)的活性,显著清除人体内的自由基,阻止自由基对机体的损伤,预防和治疗心血管疾病、高脂血症、脂代谢紊乱、脑梗死等疾病,改善微循环及血流变等,还有良好的抗氧化及抗肿瘤作用,在有些方面甚至优于儿茶素类。茶黄素对肿瘤扩散和转移具有抑制作用;对炎症反应和免疫调控过程也具有重要作用;可吸附和降解在吸烟过程中产生的有害化合物,减轻吸烟对人体健康的危害;茶黄素及其没食子酸酯对逆转录病毒(HIV-I)的逆转录酶以及各种细胞的DNA 和 RNA 聚合酶活性具有抑制作用。浙江大学屠幼英等人的国家发明专利"用固定化酶法生产茶色素",解决了茶色素的大规模生产工艺和技术,获得了第 40 届国际日内瓦发明银奖和浙江省科技进步一、二、三等奖。

一、茶黄素的抗氧化作用

目前研究发现,人体中积累的自由基可以引起诸多的疾病,如癌症、高血压、高血脂、炎症和心血管疾病。茶黄素具有较强的抗氧化、清除自由基和减轻自由基损伤的作用,因此茶黄素具有防癌抗癌、降血脂、抗菌抗病毒、消炎、预防动脉粥样硬化等生物学作用。

茶黄素的抗氧化机制包括对自由基直接清除、通过抑制产生自由基的酶和螯合金属离子来抑制自由基的产生,激活体内的抗氧化酶系等。这些研究结果通过化学反应模型、体外细胞模型和动物模型得到证实。

1.茶黄素对自由基的清除作用

屠幼英教授研究团队明确了四种茶黄素单体体外清除活性氧自由基的构效关系。利用体外活性氧自由基分析系统,研究了四种茶黄素单体对超氧阴离子、单线态氧、过氧化氢和羟自由基的清除能力。四种茶黄素单体的自由基清除能力均优于或接近于 EGCG，并呈现浓度依存性关系（表 3-2）。IC_{50} 值显示，超氧阴离子自由基清除能力大小依次为：TF1＞TF2B＞TF2A＞TF3＞EGCG，清除能力决定于茶黄素与超氧阴离子的反应速率。

表 3-2　茶黄素单体清除自由基能力的比较

样品	IC_{50} (μmol/L)			
	超氧阴离子	单线态氧	过氧化氢	羟自由基
EGCG	45.80	0.87	0.66	34.77
TF1	14.50	0.73	0.49	37.96
TF2A	21.70	0.86	0.45	32.49
TF2B	18.60	0.55	0.39	27.83
TF3	26.70	0.83	0.39	25.07

茶黄素单体具有良好的单线态氧清除能力，在低于 1μmol/L 的浓度条件下即可达到 50％的清除率，各样品清除能力依次为 TF2B＞TF1＞TF3＞TF2A＞EGCG。

在生物体系中，过氧化氢是超氧阴离子自由基的转化产物，又是引发 Fenton 反应的重要因素。因此，及时、有效地清除过氧化氢可有效控制自由基水平，减少向更严重的氧化损伤转变。研究表明，在 0.5μmol/L 浓度条件下的各茶黄素单体即可实现 50％的清除效果，清除能力大小依次为 TF3＝TF2B＞TF2A＞TF1＞EGCG，但单体间的相互差异不显著。

羟自由基是生物体内氧化损伤能力最强的一种自由基，可引起 DNA 链的断裂，而 DNA 的损伤如不能修复，会引发基因的不正常转录以及蛋白质的不正常表达,即细胞炎症、组织病变及癌症等疾病的发生。各样品具有明显的清除羟自由基能力,以TF3的清除效果最佳,余下的依次为 TF2B＞TF2A＞EGCG＞TF1。统计结果显示,TF3、TF2B 与各样品的差异达到显著水平。运用体外 DNA 损伤体系,研究各茶黄素样品体外保护DNA 免受氧化损伤的效果,结果表明,TF2A、TF2B、TF3 均能有效地保护质粒 DNA 免受羟自由基的攻击,作用效果可能来自于其高效的自由基清除能力。

据报道,红茶多酚能够抑制 NADPH 氧化酶的两个亚单位p22phox 和 p67phox,同时上调过氧化氢酶的活性($P<0.05$),而减少活性氧的产生。用红茶多酚处理牛动脉内皮细胞 24 小时后,超氧阴离子水平明显降低了,进而抑制了血管紧张素Ⅱ诱导的牛动脉内皮细胞的高通透性,这一作用最终对心血管疾病,包括高血压的预防都有积极的作用。另外,发现 TF3 对诱导型的一氧化氮合成酶的抑制是通过抑制其合成酶 mRNA 的表达来实现。TF3 还可以抑制 NF-κB p65 和 p50 亚基的磷酸化,从这两个途径来最终达到抑制 iNOS 合成的目的。上述茶黄素单体清除自由基能力的构效关系有望用于针对不同自由基剂型的药物设计。

我们还利用 AM1 法计算茶叶儿茶素的生成热 HOF 值,并通过物质构效关系和实验结果加以相互印证,提出了以 HOF值来预测和表征茶叶中多酚类抗氧化能力的方法。对儿茶素的评估结果显示 EC、EGC、ECG 和 EGCG 的 HOF 值分别为-213.58、-252.96、-322.44 和 -383.99,HOF 值越低其抗氧化性越强,与实验所得结果中四种儿茶素的抗氧化活性的强弱顺序相符合：EGCG＞ECG＞EGC＞EC。TF1、TF3、EGCG 和维生素 C 的 HOF 值分别为－389.35、－654.13、－383.99 和 －232.18，从此可以看出抗氧化性最好的是 TF3，另外 TF1 的抗氧化性可与 EGCG 媲美。

另外，茶黄素各单体对细胞的保护作用均强于 EGCG。在 $3.2\mu mol/L$ 浓度时，茶黄素各单体表现出最强的细胞保护作用，可提高 20％左右的细胞存活率，相当于恢复了 70％左右的 H_2O_2 诱导氧化损伤的细胞。茶黄素各单体对 H_2O_2 诱导氧化损伤的 HPF-1 细胞及其正常 HPF-1 细胞均有修复的作用。

2. 茶黄素抑制过渡态金属离子和氧化酶活性作用

Ⅱ期解毒酶促进了毒性物质或致癌化合物的排泄。谷胱甘肽-S-转移酶属于Ⅱ期解毒酶家族，能催化谷胱甘肽与亲电子体结合，降低其与核酸和蛋白质反应的能力，并减少了由此所造成的细胞损伤。Erba 等对用红茶提取物处理的 Jurkat T 细胞株的氧化损伤进行了研究。他们用铁离子作为氧化剂，观察其对 10mg/L 或 25mg/L 的红茶处理的 Jurkat T 细胞株中 DNA 的破坏和谷胱甘肽过氧化物酶的活性的影响，发现红茶提取物降低了 DNA 的氧化损伤。

黄嘌呤氧化酶在催化次黄嘌呤转变为黄嘌呤，并进而催化黄嘌呤转变为尿酸的两步反应中，都以分子氧为电子受体，从而产生大量的 H_2O_2，H_2O_2 再在金属离子参与下形成羟基自由基。茶黄素能抑制黄嘌呤氧化酶产生尿酸并且清除过氧化物，在 HL-60 细胞中，TF3 能抑制肉豆蔻佛波酯诱导的过氧化物产生，对 H_2O_2 的清除能力为 TF2＞TF3＞TF1＞EGCG。

3.茶黄素在动物模型中的抗氧化作用

用茶黄素喂养小鼠后,将其暴露于致癌物二甲基苄蒽中,结果表明,茶黄素能明显激活小鼠体内的 GST、GPx 的活性,同时还伴随着脂质过氧化的显著降低。Sano 等用含 3% 的红茶粉末的饲料喂养大鼠,经过 50 天喂养以后,从大鼠的肝脏切片可以看出,由叔丁基过氧化氢和溴化三氯甲烷诱导的脂质过氧化都得到了明显的抑制。

二、茶黄素的抗肿瘤作用

Caspase 系列酶可以促进癌细胞凋亡,屠幼英等在对细胞信号通路的研究中发现,茶黄素和维生素 C(TF3+Vc)对 SPC-A-1 细胞中的 caspase 3 的促活为 TF3 单独使用时的 1.64 倍;ECA-109 细胞中 EGCG+Vc 处理的 caspase 3 的活性显著高于 EGCG 单独使用时的活性,高达 3.29 倍;SPC-A-1 细胞的 caspase 9 活性检测结果显示,EGCG+Vc 处理后 caspase 9 的活性为 EGCG 单独作用时的 2.90 倍;EGCG+Vc 处理和 TF3+Vc 处理后的 ECA-109 细胞 caspase 9 活性分别小于 EGCG 和 TF3 单独处理。EGCG、TF3、EGCG+Vc 和 TF3+Vc 可通过 MAPK 通路中的 ERK、JNK 和 p38 三条途径诱导 SPC-A-1 肺癌细胞凋亡,而 Vc 只能通过 ERK 途径诱导该细胞凋亡。TF3 和 TF3+Vc 处理可通过 ERK 和 JNK 途径诱导 ECA-109 食道癌细胞凋亡,EGCG 和 EGCG+Vc 可通过 JNK 和 p38 途径诱导 ECA-109 食道癌细胞凋亡。

三、茶黄素预防心脑血管疾病

茶黄素通过减少血脂的水平,促进胆固醇代谢,从而降低体内胆固醇;同时还能阻止食物中不饱和脂肪酸的氧化,减少血清胆固醇以及在血管膜上的沉积,通过抑制不饱和脂肪酸的氧化途径起到抗动脉硬化的作用。此外,茶黄素能溶解脂肪,对脂肪的代谢起着重要作用。茶黄素具体的作用途径可以归纳为如下三点:

(1)降胆固醇,降血脂。茶黄素能有效阻止消化系统吸收胆固醇和甘油三酯,防止胆固醇及脂肪酸在体内蓄积,让其直接排出体外,效果显著。

(2)清除自由基,保护血管内皮细胞免受氧化损伤的作用。茶黄素具有清除体内自由基、抑制自由基的产生、抗脂质过氧化的作用。

(3)升高密度脂蛋白(HDL)。HDL 具有清除血管壁上的胆固醇、抗动脉粥样硬化的作用。

大量研究表明,茶黄素具有比茶多酚更强的抗氧化性能和保健功能,对预防心脑血管疾病有突出功效。医学研究证实,茶黄素能有效对抗心脑血管疾病的高血脂、高血黏、高血凝、自由基过多、血管内皮损伤、微循环障碍和免疫功能低下这七大危险因子,且没有毒副作用,将成为安全可靠的根本性治疗心脑血管疾病的新一代绿色理想药物。结果表明,对于大部分心脑血管疾病,茶色素均显示了良好的预防和治疗效果。

第四节　黑茶的养生作用

黑茶加工中的渥堆工艺是形成黑茶品质的关键工序,使其有别于其他五大茶类。渥堆过程以微生物的活动为中心,经过长时间的渥堆,茶叶多酚类物质、蛋白质和果胶等化合物在湿热条件下和渥堆中产生的微生物的作用下产生复杂氧化和水解反应,形成黑茶滋味浓厚、醇和、耐泡的特点,具有特殊的陈香,茶性温和。黑茶主要保健作用是消食,下气去胃胀,醒脾健胃,解油腻。黑茶降血脂、降胆固醇、减肥功效明显。

一、黑茶对肠胃道的调节作用

经微生物发酵后,黑茶所含有的生理活性物质也发生了很大的变化,微生物代谢产生大量的有机酸,有利于提高人体的肠胃功能,对茶多酚的吸收也有一定的影响。

研究人员发现,经过微生物发酵的紧压茶中有机酸的含量明显高于非发酵绿茶,通过高效液相色谱技术检测出茯砖茶中乳酸、乙酸、苹果酸、柠檬酸等 10 多种有机酸的含量。紧压茶水提物、茶多酚及有机酸对 α-淀粉酶具有促活效果,并且茶多酚和有机酸具有协同增效的作用。同时,用云南紧压茶和绿茶的酵母发酵液及绿茶对乳酸杆菌和双歧杆菌进行促生实验的结果表明,含有丰富有机酸成分的云南紧压茶和绿茶的酵母发酵液较绿茶有更好的乳酸杆菌激活作用。从以上结果可以推测,饮用黑茶可以加速人体胰蛋白酶和胰淀粉酶对蛋白质及淀粉的消化吸收,并且通过肠道有益菌群的调节进而改善人体肠胃功能,并成为有效控制体重的一个重要方式。

二、黑茶的降脂减肥作用

在新疆、内蒙古、青海等茯茶重点消费区进行的流行病学调查表明,长期饮用黑茶对人体的血脂、血糖、血压、血管硬化具有良好的调节作用,并对体重、体形具有良好的调控作用。已有研究发现,黑茶紧压茶对高脂血症、高胆固醇症等都有很好的疗效。

翟所强等(2011)进行了黑茶的临床研究,解放军某干休所50位患高脂血症的离退休军队干部,饮茶前做高密度脂蛋白、胆固醇、甘油三酯和脂质过氧化物检查,在不改变饮食结构的前提下,每日服黑茶3次,1个月后,检查结果表明,50位患者的上述血液生化指标均有不同程度的下降($P<0.01$),这表明黑茶有明显的降血脂作用。巴黎圣安东尼大学爱米尔·卡罗比医师发现普洱茶对脂肪的代谢有意想不到的良好效果,凡饮用云南普洱茶的40%以上的病例有不同程度的体重减轻,年龄在40~50岁的病例效果更显著;对降低体脂类化合物效果好的占34%,效果中等的占33%;对降低人体所含甘油三酯、胆固醇、血尿酸等有不同程度的作用,有30%的人降低了胆固醇。孙璐西等关于普洱茶抗动脉硬化作用的研究证实,普洱茶可以降低血浆总胆固醇、甘油三酯及游离脂肪酸,亦可减轻胆固醇性脂肪肝现象及增加粪便中胆固醇的排出,也可轻微地抑制肝中胆固醇的合成。因此,饮用黑茶可降脂、改善胰岛素抵抗及预防心血管疾病。

在体外实验中普洱茶对胆固醇生物合成及在活体动物中降血脂的结果证实,普洱茶可以降低血浆总胆固醇、三油酸甘油酯及游离脂肪酸,减轻胆固醇脂肪肝现象及增加粪便中胆固醇的排出,也可轻微地抑制肝中胆固醇的合成,增加动物禁食期间对胰岛素的敏感度,显示饮用普洱茶可能具有降脂、改善胰岛素抵抗及预防心血管疾病的效果。昆明医学院临床实验也证明,使用云南普洱茶医治55例高脂血症与服用31例降脂药物安妥明治疗对比,云南普洱茶的疗效高于安妥明,其降低胆固醇的效果则与安妥明相似,且长期饮用无副作用。日本研究人员发现普洱茶既可以减肥又可以防止体重反弹,用中国云南普洱茶和日本绿茶进行动物实验,观察对血清脂质代谢的影响,结果发现,喂饲茶叶提取物6～8周后,血浆胆固醇明显降低,而且连续喂饲普洱茶可以促进脂肪组织中甘油三酯分解;Sano等(1986)通过16周喂养Wistar老鼠和30周喂养SD老鼠,也证实了普洱茶具有很好的降血脂作用。刘勤晋等用食饵性高胆固醇血症家兔进行造模研究,观察到康砖茶浸提液对高胆固醇血症有降低趋势。

选用茯砖茶、花砖茶、青砖茶、黑砖茶、六堡茶、普洱茶共6种黑茶,并以沱茶、米砖茶作为对比材料,研究黑茶对PPAR8、PPAR1、FXR核受体及LXR核受体4种核受体模型的激活能力。黑茶对这4种核受体模型的激活作用说明黑茶在减肥、高脂血症、调节胆固醇及糖代谢、动脉粥样硬化等方面具有一定的作用。青砖茶能明显降低肥胖大鼠体重、Lee's指数和脂肪系数,并能极大降低大鼠血清和肝脏中TC、TG、MDA的含量,提高HDL-C、SOD和GSH-PX的含量。青砖茶的减肥效果具有剂量依赖关系,多年存放的青砖茶减肥效果优于当年青砖茶。

三、黑茶的抗氧化及防癌作用

黑茶抗氧化作用的研究近年来主要体现在对普洱茶的研究上。离体实验及动物实验结果表明,普洱茶抽提物具有明显的抗氧化活性。揭国良等(2005)研究发现,普洱茶水提物中的乙酸乙酯萃取层组分和正丁醇萃取层组分对 DPPH 和羟自由基均有较强的清除能力；Lin YS 等（2003）发现普洱茶水提物（100μg/ml）可以保护由 Fenton 反应诱导所致的 DNA 螺旋断裂；Duh 等（2004）指出相对儿茶素含量为 79.1mg/ml 的绿茶水提物，儿茶素含量仅为 8.01mg/ml 的普洱茶水提物在由脂多糖激活 RAW 264.7 巨噬细胞的实验中仍能够螯合金属离子，清除 DPPH 自由基并减少一氧化氮氧化产物，还发现普洱茶水提物不仅有脂质抗氧化作用，在水系统中也具有很好的清除自由基作用；在体内、体外都能够抑制低密度脂蛋白（LDL）的氧化，普洱茶第一次水提物抑制人体 LDL 氧化的 IC$_{50}$ 值为 1.4μg/ml，显示了比其他茶类较好的效果（绿茶为 1.8μg/ml，乌龙茶为 2.5μg/ml，红茶为 3.3μg/ml）。

在普洱茶抗癌研究中，昆明天然药物研究所经过 10 多年的研究，发现普洱茶杀灭癌细胞的作用最为强烈。经普洱茶处理后，癌细胞在茶的作用下，由变性趋向死亡。利用环磷酰胺诱导 C57 小鼠的细胞突变，同时用茶水灌胃，发现普洱茶有抗突变的作用，也就是有防癌的功效。其有效成分是茶多酚中的 B 组化学成分，经检测发现，普洱茶含有多种丰富的抗癌维生素及多种极为重要的抗癌微量元素，如 β-胡萝卜素和维生素 B$_1$、B$_2$、C、E 等。屠幼英等研究小组也有大量研究表明，普洱茶中的茶黄素类物质能抑制体外肝癌细胞的生长，茶黄素单体 TF3 和 EGCG 的结合能有效提高抗癌活性。

四、黑茶的抑菌护齿作用

对普洱健齿茶抑制变形球菌附着能力进行体外实验观察研

究,发现普洱健齿茶具有抗菌斑形成作用,以 1% 浓度效果最佳。其主要通过抑制葡糖转移酶(GTF)活性,抑制胞外葡聚糖的产生;普洱茶的水溶性氟为 $180 \sim 230 \mathrm{mg/kg}$,饮用 4g 普洱茶,冲泡浓度为 5% 的茶汤 50 分钟后,摄入氟量就达到安全有效的防龋剂量。

另外,普洱茶对脑血流图以及血压、心率也有影响,结果表明,饮用普洱茶后能引起人体血管舒张、血压暂时下降、心率减慢和脑部血流量减少等生理效应,提示普洱茶能够防治心脑血管疾病。故饮用普洱茶,对老年人和高血压与动脉硬化患者,均有良好作用。近年来,随着人们对黑茶的关注程度的提高,对黑茶保健功效的研究也逐步深入,对黑茶降血脂、降胆固醇等方面的研究已有不少。

第五节　白茶的养生作用

福建白茶的鲜叶原料多采用早春嫩芽,加工过程只经过萎凋和干燥工序,相对于其他茶类,保留了茶树鲜叶大量的茶多酚、茶氨酸、黄酮、咖啡碱、可溶性糖等风味和营养成分,还含有芳樟醇氧化物 I 和 II、芳樟醇、苯乙醇、香叶醇等香气成分,并且其成分组成改变在六大茶类中为最小。茶叶吸收的热量少,茶味清淡,其性味寒凉,是民间常用的降火凉药,具有消暑生津、退热降火、解毒的功效。白茶与其他茶类相比较,在保护口腔卫生、抗辐射、抑菌抗病毒、抑制癌细胞活性等方面的保健效果更具特色。

白茶是中国六大茶类的璀璨明珠。白茶生产至今已有

1000多年的历史。白茶属轻微发酵茶类，主产于福建的福鼎、政和、建阳、松溪等县。白茶加工工艺仅萎凋和干燥两道工序，其特殊的加工工序，使白茶在国内外市场享誉盛名，尤受侨胞的喜爱。白茶现主销中国香港、德国、日本、荷兰、法国、英国、新加坡、瑞士等地。

一、独特的杀菌和消炎功效

白茶能改善人体消化道的微生物菌群，对由痢疾杆菌、大肠杆菌、葡萄球菌或其他细菌及病毒导致的腹泻有良好的疗效，提高对肠道疾病的抵抗力；有利于解毒排泄和缓解水肿；能改善过敏性皮肤病；白茶能使细菌蛋白质凝固从而消灭病原菌，有很强的抑制细菌活性的作用。茶提取物抗乙型肝炎病毒的体内外实验结果显示，白茶提取物在体内有抗乙型肝炎病毒的作用；福建民间也有用白茶涂抹伤口和压疮等偏方。在以血管通透性增加为主要改变的急性炎症模型实验中，福鼎白茶能显著抑制二甲苯引起的小鼠耳廓肿胀炎症反应，对肿胀具有良好的抑制作用。可见，福鼎白茶能有效调节细胞的免疫功能，抵御炎症因子，增强机体清除损伤因子的能力。

二、延缓皮肤衰老和护肤美容作用

近年来，科学家发现白茶有防止皮肤细胞老化和氧化的作用。

机体的氧化可以导致动脉粥样硬化、糖尿病、炎症和老年痴呆等慢性病。皮肤细胞中的氧化胁迫可以导致免疫系统损伤，进而促使色素沉着、起皱纹和诱发皮肤癌。皮肤是机体的表层组织,表面角蛋白起着保护皮肤和防御外敌侵害的功能。皮肤保水是皮肤外表健康的重要因素,缺水会引起皮肤干燥和形成皱纹。

第一,白茶含有的多酚种类较全,尤其是具有较强生物活性的 EGCG,茶叶中含有的多酚类化合物有抗氧化的功效。另外,白茶中具有抗氧化活性的黄酮类的含量是其他茶类的 14.2～21.4 倍。因此,白茶及其提取物可作为抗氧化剂来提供抗衰老的功能。白茶的抗氧化效果甚至强于麦芽汁、诺丽果汁和发酵木瓜等常见的抗氧化剂。白茶可以有效降低由于自由基攻击引起的蛋白质变性,以及由于毒性羰基化合物诱导的神经细胞损伤,有效增强皮肤细胞及脑神经细胞的活力与增殖能力。皮肤光老化是紫外线辐射引起皮肤细胞衰老的现象。通过对成纤维细胞 L929 受紫外线辐射后的电镜观察以及流式细胞的凋亡检测发现,福鼎白茶能有效清除紫外辐射产生的过量自由基,增强皮肤细胞的抗氧化能力,对紫外线辐射引起的细胞损伤具有较好的保护作用。

第二,随着年龄的增长,皮肤中的透明质酸在透明质酸酶的作用下会被降解,使皮肤硬化而形成皱纹。茶多酚含有大量的羟基,是一种良好的保湿剂,可以抑制透明质酸酶的活性而起到保湿的功效。

第三,茶多酚中的黄烷醇类化合物在波长 200～300nm 处有较高的吸收峰,有"紫外线过滤器"的美称,可减少紫外线引起的皮肤黑色素的形成,保护皮肤免受损伤。通过细胞模型研究和衰老生理指标分析发现,福鼎白茶能有效清除过量的氧自由基,阻止羰基应激导致的羰—氨交联反应,抑制细胞内毒素性羰基的生成,有效抑制皮肤色素沉积(黄褐斑、雀斑等)和老年色素荧光物质(老年斑)的形成。

第四,茶叶中的氨基酸、蛋白质等是皮肤的营养剂;茶叶中的多种维生素、微量元素和芳香油类也可促进皮肤代谢和胶原质的更新。通过秀丽线虫的氧化应激模型研究发现,福鼎白茶能增强秀丽线虫抵御氧化应激的能力,有效延长秀丽线虫在氧化应激条件下的存活时间,表现出优异的抗衰老能力。

因此,白茶化妆品具有很好的护肤效果,而且具有一定的防晒功能,能防止皮肤衰老和干裂,使皮肤变得光滑、细腻、白嫩、丰满,故称茶叶为天然的美容抗衰老饮料。另外,白茶提取物是一种高效的抑制脂肪生成和促进脂肪分解的天然物质,可起到瘦身减脂的作用。

三、提神消疲、增强机体免疫力作用

医学实验发现,白茶中的咖啡碱含量较绿茶高。咖啡碱和茶氨酸可起到刺激大脑皮层和加快神经细胞信号转导作用,可促进注意力集中,进而使思维反应更敏锐、记忆力增强。白毫银针的品质特征是披满白毫,白毫中含有大量的咖啡碱和茶氨酸,提神消疲效果明显,可通过松弛血管平滑肌,增大血管有效直径,来增强心血管壁的弹性和促进血液循环。此外,咖啡碱还具有明显的利尿和刺激胃液分泌的作用。

四、降血脂和血糖作用

通过细胞模型和高脂动物模型研究发现,福鼎白茶可激活低密度脂蛋白受体(LDLR),通过改善肝脏及细胞的代谢功能,提高肝脏的抗氧化活力,有效降低高脂小鼠血液中总胆固醇、总甘油三酯、低密度脂蛋白水平,升高高密度脂蛋白的水平,起到显著的降血脂效果。

通过化学药物诱导的高血糖动物模型研究发现,福鼎白茶可通过有效调控高血糖小鼠的胰岛素代谢水平,降低血清中血糖的浓度,减轻高血糖小鼠的临床病理学指标的不利变化。白茶中的茶多糖含量高,具有抗辐射、降血糖、抗凝血、降压等生理功能。茶多糖可修复代谢紊乱,结合酯型儿茶素和茶黄素对淀粉酶和蔗糖酶的抑制功效,以及茶多酚和维生素 C 保持人体微血管正常坚韧性和通透性的作用,可有利于糖尿病的治疗。

据报道,通过对贮藏 1 年、6 年、16 年的白茶同时进行保健功效研究发现,随着白茶贮藏年份的延长,陈年白茶在抗炎症、降血糖、修复酒精肝损伤和调理肠胃功能方面比新产白茶具有更好的作用。

第六节 其他茶类的养生作用

茉莉花茶为再加工茶。茶叶吸收花香,茶香与花香相得益彰,香气浓郁,鲜灵持久。该茶性温带寒,具有疏肝解郁、理气调经、刺激神经、提高胃肠道功能、助消化作用;对前列腺炎和前列腺肥大患者具有良好的治疗效果。茉莉花茶还有入胃、理气解郁、治疗胃脘胀痛的作用。香花的芳香油具有镇定、调理神经系统的功效,能提高工作效率。女性饮花茶有利于调节生理代谢功能。

黄茶中富含茶多酚、氨基酸、可溶糖、维生素等营养物质,对防治食管癌有明显的功效。此外,黄茶鲜叶中天然物质保留在85％以上,其性清寒。黄茶对 AGS 胃癌细胞和 HT-29 结肠癌细胞的抗癌预防效果优于绿茶,对有害菌的抑制效果大于红碎茶、乌龙茶、砖茶和普洱茶。黄茶可以提神、助消化、化痰止咳、清热解毒。

　　白叶 1 号(安吉白茶)、惠明白茶等白化茶为绿茶的一种,富含茶叶氨基酸,包括黄化茶如宁波黄金叶、临海鹅黄、缙云黄茶等,均为高氨基酸茶叶,含氨基酸 5％～10％,达到普通绿茶的1.5～3 倍,而茶氨酸又占其中的 40％～60％。茶氨酸是茶叶中特有的游离氨基酸,其水溶液口感主要表现为鲜味、甜味,其鲜味阈值为 0.15％。茶氨酸的鲜爽味感可以抑制茶汤的苦涩味,低档绿茶添加茶氨酸可以提高其滋味品质。茶氨酸具有促进神经发育的作用,可预防帕金森病、阿尔茨海默病及传导性神经功能紊乱等疾病;降压安神,能明显抑制由咖啡因引起的神经系统兴奋作用,因而可改善睡眠;增加肠道有益菌群和减少血浆胆固醇;还有抗氧化、护肝、增强免疫功能、改善肾功能和延缓衰老等功效。国家卫生计生委公告 (2014 年第 15 号)批准茶叶茶氨酸为新食品原料,每日用量为400mg,使用范围不包括婴幼儿食品,可被广泛应用于普通食品、保健食品和医药原料领域。因此,高茶氨酸茶类可以在中老年人群、新喝茶人群、年轻一代等消费者中推广,将会有广阔的市场前景。

第四章 茶艺与茶道

茶叶，除了因其功能性内含物质的存在，对人体产生一定保健功效以外，更有茶道与茶文化的修身养性之功效。世界卫生组织将"合理膳食""适量运动""充足睡眠""平衡心理"作为人体的四大健康基石，其中心理的平衡是非常重要的，而茶叶养生在平衡心理方面发挥着非常重要的作用。

"茶道"源于中国古代，也有"茶之为艺"的说法，但是当时没有直接提出"茶艺"的概念，直到 20 世纪 70 年代后期才正式有"茶艺"一词，当时是由中国台湾茶人提出并且将"茶艺"作为"茶道"的同义词，因此"茶道"和"茶艺"在我国有着许多共通的含义，是一门综合了多门学科的理论精华，以茶事实践为主要途径，以提升个人的综合素质和精神境界、改善生活质量为目的的边缘学科。然而，随着茶文化的不断深入和发展，"茶道"和"茶艺"在各自的基础上延伸出了新的含义，茶艺的重点在"艺"，习茶艺术，主要给人以审美享受；茶道的重点在"道"，是以修养身心为宗旨，参悟大道的饮茶艺术。茶艺可以独立于茶道存在，但是茶道以茶艺为载体，依存于茶艺。

总的来说，茶艺是艺术性的饮茶，是饮茶生活的艺术化，它主要包括了备器、择水、取火、候汤、习茶的一套技艺和程式。茶艺是综合性的艺术，它融合了美学、文学、绘画、书法、音乐等诸多元素。而茶道是通过茶艺的表现形式而获得的内心深处的感悟,是在视觉感官享受的基础上,修身养性,平静内心,以获得平和舒适的愉悦。因此,要谈茶艺与茶道的养生,得从直观的表现形式说起,也就是要从茶艺这门综合的艺术开始说起。

第一节　茶艺的历史

一、煎茶茶艺

汉语中"煎""煮"意思非常相近,往往通用。后人为了区别汉魏六朝的"煮茶茶艺",就把唐代陆羽《茶经》中的习茶方式称为"煎茶茶艺"。

唐代盛行的煎茶茶艺是在煮茶茶艺的基础上演化而来,陆羽将煎茶技艺总结为:"造,别,器,火,水,炙,末,煮,饮"(《茶经·六之饮》),就是茶叶采造、鉴别、茶具、用火、用水、炙茶、碾末、煮茶、饮用等九个方面。煎茶法为先将茶饼放在炭火上烘炙,两面烘到起小泡如蛤蟆背状后趁热用纸包囊,不让精华之气散失,等茶饼冷却后,将其碾磨成茶末,再筛成茶粉;等水烧到冒起如鱼眼大小的水珠,同时微微发出声响,即一沸,这时放少许食盐调味;等水烧到锅边如涌泉连珠二沸时,先舀出一瓢滚水备用,再用竹环击汤心,然后将茶粉从中间倒下去;待锅里的水翻滚即三沸时,将舀出的那瓢水倒下去,此时锅里的茶汤会产生美丽的泡沫,称为"汤华"。此时茶汤就算煮好,分别舀入茶碗中敬奉宾客。

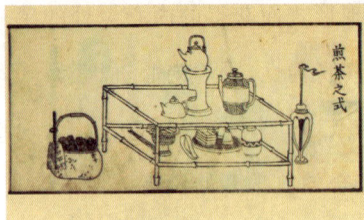

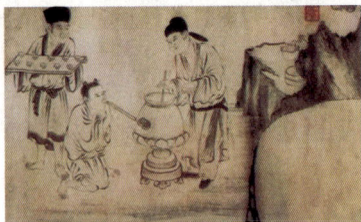

二、点茶茶艺

唐代茶人们对"汤华"的追求影响甚为深远,因此直至宋代点茶法,其最大特点也是对泡沫(汤华)的追求,茶人们斗茶时是以泡沫越多、越白者取胜的,即梅尧臣《次韵和永叔尝新茶杂言》所谓"斗浮斗色倾夷华"。当宋代茶人们发现将茶粉直接放在茶盏中冲点击拂会产生更多、更美的泡沫时,自然就会放弃唐代的方式。宋代的点茶法是将茶粉放入茶盏中用少量开水调匀后再冲点开水,然后用茶筅击拂使之产生泡沫。显然,用茶筅击拂产生的泡沫肯定比煮茶法要多也更美观,而茶筅早在南北朝时期就已被发明。由此可见,宋代的点茶法并非凭空冒出来的,而是有悠久的历史轨迹可寻的。

从宋代的《茶录》《大观茶论》等茶书记载中可以了解到宋代点茶法的点茶技艺是:炙茶、碾茶、罗(筛)茶、候汤(烧水)、熁盏(烘茶盏)、调膏、注水、击拂、奉茶。宋代茶人们除了追求美丽的茶汤泡沫外,也讲究茶汤的真味。宋徽宗赵佶在《大观茶论》中将对茶的评价分为色、香、味三方面。说到色,他认为"点茶之色,以纯白为上真,青白为次,灰白次之,黄白又次之。天时得于上,人力尽于下,茶必纯白"。说到茶之香,又有详细描述:"茶有真香,非龙麝可拟。要须蒸及熟而压之,及干而研,研细而造,则和美具足,入盏则馨香四达,秋爽洒然。或蒸气如桃仁夹杂,则其气酸烈而恶。"这里主要讲的是制茶过程与茶香的关系，而后半句是泡茶的过程，显示茶香氤氲的效果。

宋代点茶所使用的茶叶仍与唐代一样，是蒸青饼茶，即茶叶采摘后要蒸熟、捣碎、榨汁、压模、烘干成团状或饼状的茶饼，特别是斗茶讲究茶汤泡沫贵白，尽量将茶叶中的汁液榨干，"蒸芽必熟，去膏必尽"（宋子安《东溪试茶录》）。宋代的点茶多流行于王宫贵族之间，而民间却多饮散茶，散茶为直接烘焙，其香气和滋味胜过饼茶，叶色青绿，经过揉捻渗出茶汁，滋味更加醇厚，易于溶解，于是散茶冲泡法逐渐传播开来。

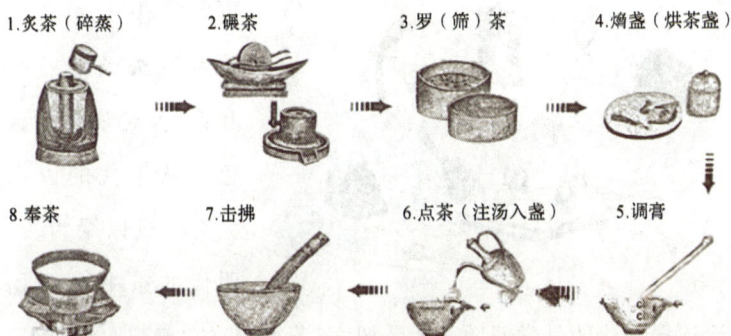

1. 炙茶（碎蒸）　　2. 碾茶　　3. 罗（筛）茶　　4. 焖盏（烘茶盏）

8. 奉茶　　7. 击拂　　6. 点茶（注汤入盏）　　5. 调膏

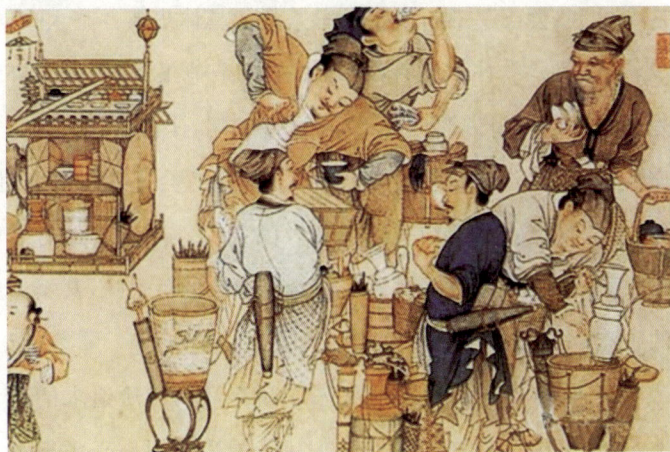

三、泡茶茶艺

宋元时期,民间流传的散茶冲泡法迅速发展,人们直接采用开水冲泡,以品尝茶叶的真香、真味,特别是在明朝初年朱元璋废除饼茶改进贡芽茶之后,宋代的点茶法就被泡茶法(散茶冲泡法)所取代。此后,泡茶法一直为中国饮茶的主要方式。

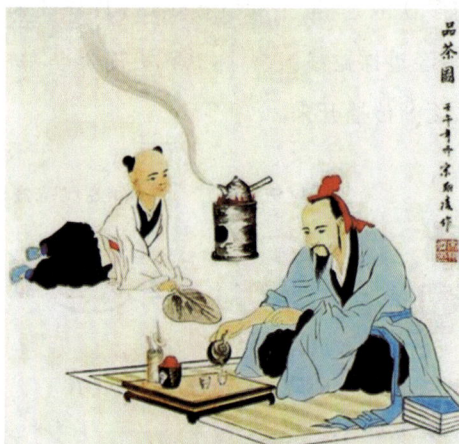

条形散茶用撮泡法直接冲泡,杯中的茶汤没有"乳花"可欣赏,因此品尝时更看重茶汤的滋味和香气,对茶汤的颜色也从宋代的以白为贵变成以绿为贵。明代的茶书也开始论述撮泡法的品尝问题。如陆树声《茶寮记》的"煎茶七类"条目中首次设有"尝茶"一则,谈到品尝茶汤的具体步骤:"茶入口,先灌漱,须徐咽。俟甘津潮舌,则得真味。杂他果,则香味俱夺。"这是要求茶汤入口先灌漱几下,再慢慢下咽,让舌上的味蕾全方位充分接触茶汤,感受茶中的各种滋味,此时会出现满口甘津,齿颊生香,这样才算尝到茶的真味。品茶时不要和其他有香味的水果和点心一起品赏,因为它们会影响茶的色香味,甚至夺掉茶的香味。

品茶讲究"幽趣",是明清文人在品茗活动中所追求的艺术情趣,也是中国茶艺的一大特色。品茶最适合用小壶小杯来品啜。冯可宾的《岕茶笺》主张用小壶泡茶："茶壶以小为贵。每一客，壶一把，任其自斟自饮，方为得趣。何也？壶小则香不涣散，味不耽搁。况茶中香味，不先不后，只有一时，太早则未足，太迟则已过。的见得恰好一泻而尽，化而裁之，存乎其人。"许次纾《茶疏》也主张"饮啜"："一壶之茶，只堪再巡。初巡鲜美，再则甘醇，三巡意欲尽矣。""所以茶注欲小，小则再巡已终。宁使馀芬剩馥尚留叶中，犹堪饭后啜漱之用。"于是就逐渐形成了工夫茶艺，清代工夫茶艺的程式为：煮水、温壶、置茶、冲泡、淋壶、分茶、奉茶。这种典型的小壶小杯冲泡法，是今天工夫茶艺的原型，至清代晚期，工夫茶艺就已经很成熟了。

虽然茶艺的形式从煮茶茶艺，到煎茶茶艺、点茶法，以及后来的泡茶茶艺，表现形式至今都还在不断地演化和发展，但是茶艺的精髓自始至终没有改变，它始终还是茶文化茶道外在表现形式和载体，始终是在用艺术表达平和与宁静，修得内心的平静，平衡人们的心理，获得健康的心境，获得健康的身体。

第二节　茶艺之修"行"——流程规范

茶艺是一种外在的表现形式，包括选茶、备器、择水、取火、候汤、习茶等，所以，要以"茶艺"修身首先要修"行"，即要熟练掌握茶艺的各个流程步骤，并且将其转化成自己的修身养性的方式和习惯，而在此之前，茶艺的礼节是至关重要并且贯穿始终的。

一、茶艺修"行"之礼仪

中国是文明古国、礼仪之邦，素有客来敬茶的礼俗，而且在以礼待人的同时,也是一种自我的回馈。茶艺中的礼节指的是鞠躬、伸掌、奉茶、鼓掌等。礼貌是茶艺活动中容貌、服饰、表情、言语、举止等谦逊的外在表现,贯穿于人的言、听、视、动的整个过程。茶艺礼仪是为表示礼貌与尊敬所采取的与茶艺内涵相协调的行为、语言的规范。茶艺中的礼仪还要求茶艺活动的参与者讲究仪容仪态,注重整体仪表的美。其中,仪容包括了服装、容貌、修饰和整洁程度等,而仪态是指姿态和风度,是人的行为举止的反映。

鞠躬礼源自中国,意思是弯身行礼,是表示对他人敬重的一种郑重礼节。鞠躬礼是茶艺活动中的常用礼节,根据鞠躬的弯腰程度可分为真、行、草三种。"真礼"用于主客之间,"行礼"用于客人之间,"草礼"用于说话前后。鞠躬礼又可分为站式、坐式和跪式三种。前两种鞠躬礼比较常用。

1. 站式鞠躬

"真礼"以站姿为预备,然后将相搭的两手渐渐分开,贴着两大腿下滑,手指尖触至膝盖上沿为止,同时上半身由腰部起倾斜,头、背与腿呈近 90°的弓形(切忌只低头不弯腰,或只弯腰不低头),略作停顿,表示对对方真诚的敬意,然后慢慢直起上身,表示对对方连绵不断的敬意,同时手沿脚上提,恢复原来的站姿。鞠躬要与呼吸相配合,弯腰下倾时做吐气,身直起时做吸气,使人体背中线的督脉和脑中线的任脉进行小周天的循环。行礼时的速度要尽量与别人保持一致,以免尴尬。"行礼"要领与"真礼"同,仅双手至大腿中部即行,头、背与腿约呈 120°的弓形。"草礼"只需将身体向前稍作倾斜,两手搭在大腿根部即可,头、背与腿约呈 150°的弓形,余同"真礼"。

2. 坐式鞠躬

"真礼"以坐姿为准备,行礼时,将两手沿大腿前移至膝盖,腰部顺势前倾,低头,但头、颈与背部呈平弧形,稍作停顿,慢慢将上身直起,恢复坐姿。"行礼"时将两手沿大腿移至中部,余同"真礼"。"草礼"只将两手搭在大腿根,略欠身即可。

3. 跪式鞠躬

"真礼"以跪坐姿为预备,背、颈部保持平直,上半身向前倾斜,同时双手从膝上渐渐滑下,全手掌着地,两手指尖斜相对,身体倾至胸部与膝间只剩一个拳头的空档(切忌只低头不弯腰或只弯腰不低头),身体呈45°前倾,稍作停顿,慢慢直起上身。同样行礼时动作要与呼吸相配,弯腰时吐气,直身时吸气,速度与他人保持一致。"行礼"方法与"真礼"相似,但两手仅前半掌着地(第二手指关节以上着地即可),身体约呈55°前倾;行"草礼"时仅两手手指着地,身体约呈65°前倾。

4. 伸掌礼

伸掌礼是茶道表演中用得最多的示意礼。当主泡与助泡之间协同配合时,主人向客人敬奉各种物品时皆用此礼,表示的意思为"请"和"谢谢"。当两人相对时,可伸右手掌对答表示,若侧对时,右侧方伸右掌,左侧方伸左掌对答表示。伸掌姿势就是:四指并拢,虎口分开,手掌略向内凹,侧斜之掌伸于敬奉的物品旁,同时欠身点头,动作要一气呵成。

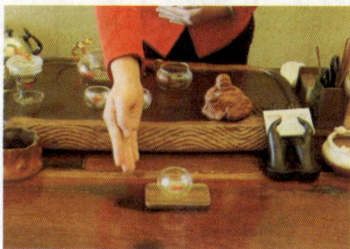

5.寓意礼

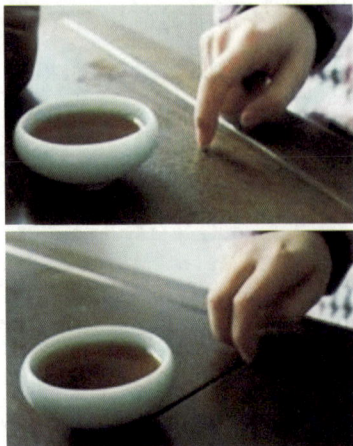

在民间茶道活动中形成了不少带有寓意的礼节,如最常见的"凤凰三点头",即手提水壶高冲低斟反复三次,寓意是向客人三鞠躬以示欢迎。茶壶放置时壶嘴不能正对客人,否则表示请客人离开;回转斟水、斟茶、烫壶等动作,右手必须逆时针方向回转,左手则以顺时针方向回转,表示招手"来",欢迎客人的意思;若相反方向,则表示"去"的意思。另外,有时请客人选点茶,有"主随客愿"之敬意;有杯柄的茶杯在奉茶时要将杯柄放置在客人的右手方向,所敬茶点要考虑取食方便,总之,应处处从方便别人的角度考虑。再如"谢茶的叩指礼",当别人给你倒茶时,为了表示谢意,将中指跪在桌上,用食指轻叩桌面几下,或者食指与中指一起轻叩桌面几下以表示谢意。叩指礼相传有这样一个由来:乾隆皇帝微服私访下江南,来到淞江,带了两个太监,到一间茶馆店喝茶,茶店老板拎了一只长嘴茶吊来冲茶,端起茶杯,茶壶沓啦啦、沓啦啦、沓啦啦一连三洒,茶杯里正好浅浅一杯,茶杯外没有滴水溅出,乾隆皇帝不明其意,忙问:"掌柜的,你倒茶为何不多不少齐巧洒三下?"老板笑着回答:"客官,这是我们茶馆的行规,这叫'凤凰三点头'。"乾隆皇帝一听,夺过老板的水吊,端起一只茶杯,也要来学学这凤凰三点头,这只杯子是太监的,皇帝给太监倒茶,这不是反礼了,在皇宫里太监要跪下来三呼万岁、万岁、万万岁,可是在这三教九流罗杂的茶馆酒肆,暴露了身份是性命攸关的事啊!当太监的当然不笨,急中生智,忙用手指叩叩桌子表示以"叩手"来代替"叩首",这样"以手代叩"的动作一直流传至今,表示对他人敬茶的谢意。

姿态是身体呈现的样子,所谓美、所谓礼便是自己最自然、最舒适、最符合人体健康的呈现。从中国传统的审美角度来看,人们推崇姿态的美高于容貌之美,源于它是一种健康的内在体现,而非仅仅是表面。茶艺表演中的姿态也比容貌重要,需要从坐、立、跪、行等几种基本姿势练起。

(1)坐姿。无论是主人还是客人,坐在椅子或凳子上,必须端坐中央,使身体重心居中,才能维持平衡状态,避免单侧或不平衡用力,而导致肌肉骨骼的不对称紧张和压力;双腿膝盖至脚踝并拢,上身挺直,双肩放松;头上顶,下颌微敛,舌抵下颚,鼻尖对肚脐;女性双手搭放在双腿中间,左手放在右手上,男性双手可分搭于左右两腿侧上方。全身放松,精神安定,思想集中,姿态自然、美观。若坐于离地较低的沙发或其他物体上,端坐使人不适,则女性可正坐,两腿并拢偏向一侧斜伸(坐一段时间累了可换另一侧),双手仍搭在两腿中间;男性可将双手搭在扶手上,两腿可架成二郎腿但不能抖动,且双脚下垂,不能将一腿横搁在另一腿上。

(2)跪姿。在进行茶道表演的国际交流时,日本和韩国的茶道表演者习惯采取席地而坐的方式,另外如举行"无我茶会"时也用跪姿。对于中国人来说,特别是南方人极不习惯,因此特别要进行针对性训练。另外,有研究称,跪坐非常适合运动量不够的人,特别是饭后做一做效果更好,因为跪立姿势有利于肠胃蠕动并防止腹部脂肪堆积,当然对于没有跪坐习惯的人而言,需要护好膝盖,以免受伤。

(3)站姿。在单人负责一种花色品种冲泡时,因要多次离席,让客人观看茶样、奉茶、奉点等,忽坐忽站就不是很方便且影响美观,或者桌子较高,下坐操作不便时,均可采用站式表演。另外,无论采用哪种姿态出场,都得先站立后再过渡到坐或跪等姿态,因此,站姿好比是舞台上的亮相,十分重要,一个好的开头是成功的一半,所以站姿就显得尤为重要了。站姿应该双脚并拢,身体挺直,头上顶,下颌微收,眼平视,双肩放松。女性双手虎口交叉(右手在左手上),置于胸前。男性双脚呈外八字微分开,身体挺直,头上顶,上颌微收,眼平视,双肩放松,双手交叉(左手在右手上),置于小腹部。

(4)行姿。出场也好,赏茶奉茶也好,在整个茶艺表演中,行走是必不可少的。女性可以将双手虎口相交叉,右手搭在左手上,提放于胸前,以站姿作为准备。行走时移动双腿,跨步脚印为一直线,上身不可扭动摇摆,保持平稳,双肩放松,头上顶,下颌微收,两眼平视。男性以站姿为准备,行走时双臂随腿的移动可以身体两侧自由摆动,余同女性姿势。转弯时,向右转则右脚先行,反之亦然。出脚不对时可原地多走一步,待调整好后再直角转弯。如果到达客人面前为侧身状态,需转身,正面与客人相对,跨前两步进行各种茶道动作;当要回身走时,应面对客人先退后两步,再侧身转弯,以示对客人尊敬,也可以与客人有更多的眼神交流。

二、茶艺流程规范

1. 茶艺修"行"之赏茶

茶是茶艺中必不可少的部分，是整个茶艺的灵魂。不同类型的茶叶具有不同的"色""香""味""形"之美。色之美：主要指的是鉴赏汤色之美。在各类茶艺表演中，其中都有一步是鉴赏汤色，既是对茶汤之色的鉴赏，也是给茶艺修"行"者的享受。绿茶讲究绿而清澈透明，红茶则以红艳明亮带金圈为上品，乌龙茶汤色追求橙黄而清澈明亮。"碧玉瓯中思雪浪，黄金碾畔忆雷芽"，自然之美的汤色给人以无限的遐想与深思，愉悦了视觉，愉悦了心境。香之美：香气是茶叶的灵魂，茶香之美更有魅力，更有诗意，常被诗人一咏三叹。苏东坡赞美说"仙山灵草湿行云，洗遍香肌粉未匀"，他把茶香喻为美人的体香。范仲淹赞美说"斗茶味兮轻醍醐，斗茶香兮薄芷兰"，他认为茶香胜过兰花之香。高士奇赞美说"香夺玫瑰晓露鲜"，乾隆皇帝赞美说"古梅对我吹幽芬"，他们都是用花香来比喻茶香。我们欣赏茶之美，就是从茶的色、香、味、形中去感悟茶为我们带来的大自然的信息。品饮鉴赏时，细闻那充满自然之气息的茶香，静下心来，进入茶艺的世界，定心安神。味之美：茶，喝茶，喝好茶，更要会喝好茶。品茶，犹如品味人生。绿茶的苦后回甘、花茶的甜醇、乌龙茶的醇厚，无不给人的舌尖带来别样感受，让我们透过舌尖去品味人生滋味。形之美：中国茶类众多，不同的茶类有不同的特点形状，就算是相同的茶类，其形之美也是各有不同。如绿茶，炒青绿茶中就有形如仕女之秀眉的珍眉、近似珠茶的嫩匀的贡熙、外形条索细短尚紧的雨茶等。而茶叶在冲泡时，表现出的独特动态,沉浮于杯间,有的像雨后新芽重获新生而绽放,有的又像缓缓展开的菊花,真可谓千姿百态,各显神韵。

2.茶艺修"行"之择水

水为茶之母,好茶配上好水才能体现茶叶的优秀品质,正所谓"精茗蕴香,借水而发,无水不可论茶也"(许次纾《茶疏》)。水不仅溶解了茶的芳香甘醇,而且溶解了茶道的精神内涵、文化底蕴和审美理念,只有清泉配佳茗,才能达到茶人超然物外的高雅情趣,实现茶人的精神对物质世界的超脱,真正达到内心平衡。历代的择水经验告诉我们,宜茶用水必须具有以下特点:"清、活、轻、甘、冽","清"相对于"浊"而言,水质要求清洁、无色、透明、无沉淀物,才能显出茶的本色;"活"要求必须是流动而非静止的水;"轻"相对于"重"而言,要求水中金属矿物质含量适中,不宜过高,尤其是钙、镁、钠、铁等离子,溶解过多不利于茶性的发挥;"甘",即水一入口,舌尖顷刻便会有甜滋滋的美妙感觉,用这样的水泡茶自然会增茶味;明代茶人认为"泉不难于清,而难于寒","冽则茶味独全",因为寒冽之水多出于地层深处的矿脉之中,所受污染较少,泡出的茶汤滋味纯正。另外,现代科学证实,用于泡茶的水首先要干净、无菌、无杂质,这既是对健康饮水的要求,也是为更好欣赏茶叶色、香、味、形之美做铺垫;其次要求有一定的矿物质含量,这可以更好地激发茶味、茶香,促进茶叶中健康成分和滋味的溶出,同时人体的健康也需要充足的矿物质;再有还需要一定的空气含量,这有利于水质的自然净化,减少杂质和细菌含量,同时有利于茶汤鲜爽味的发挥。

3.茶艺修"行"之读壶

"器为茶之父",而且在我国如此发达的饮食文化中,自古有

"美食不如美器"之说。早在唐代，陆羽在《茶经》中就提出，在正式的品茗活动中，二十四种茶具必须配套，他强调："城邑之中，王公之门，二十四器缺一，则茶废矣。"所以，茶艺的配具也是尤为重要的一个环节，器具不仅仅要齐全，同时还要选对材质。茶具按质地分类，主要有陶土茶具、瓷器茶具、玻璃茶具、金属茶具、竹木茶具、脱胎漆器茶具和其他茶具（如椰壳茶具、石质茶具、水晶茶具、玉石茶具、玛瑙茶具等）。而通常在不同的场合，根据不同的茶叶、不同的意境，泡茶者会选择不同的茶具或茶具组合。选择茶具时首先必须了解茶性，顺应茶性，以便使所选用的茶具能充分舒发茶性，即茶具要为展示茶的内在美服务。例如，冲泡乌龙茶，宜用紫砂壶或盖碗；冲泡红茶宜选用圆瓷壶；冲泡高档绿茶宜选用晶莹剔透的玻璃杯；冲泡花草茶或调配搭配浪漫音乐的红茶，宜选用造型别致的鸡尾酒杯。试想一下，如果选用紫砂壶冲泡西湖龙井，那么龙井茶"色翠、香郁、味醇、形美"这四绝，至少有两绝享受不到，同时，因为紫砂壶保温性能好，稍一不留神，水温过高，就会造成熟汤而失味，龙井茶那淡淡的豆花香和鲜醇的滋味也享受不到。若用玻璃杯泡铁观音，那么由于器具的透明和导热、散热快，结果可能就是"梗多而无味"。这样，即使您选用的器具出于工艺美术大师之手，无比名贵，其选择仍然称不上高明，误了茶也伤了这一份品茶修性的心境。

4. 茶艺修"行"之论境

"境"，简单来讲是环境，再深入一点便是意境、人境和心境。王昌龄把诗"境"分为三类："物境""情境""意境"。中国茶道茶文化认为，品茶与写诗填词一样，也特别强调自然景物与人的思想感情的交流融合。这里的论境即论"境之美"，包括环境美、意境美、人境美、心境美。环境美即品茶的场所要有美感,或是"江边寒梅自着花"的江河溪流的幽清之美,或是"鸟声低唱禅林雨,茶烟轻扬落花风"的寺院丛林的幽寂之美,或是"远眺城池山色里,俯聆弦管水声中,幽篁映沼新抽翠,芳槿低檐欲吐红"的都市园林的幽静之美……总之,通过场所的选择、茶席的布置,让人们身临其境,感受来自自然的环境之美。当然,只要您有一颗爱美之心,一泓清泉、一方奇石、一株古松、一架青藤或几竿竹影、一片树荫,都可以是品茗佳境。意境美是指根据"茶通六艺"的特点,用六艺来助茶,通过巧妙结合琴、棋、书、画、诗、曲还有奇石、古玩来提升品茗的艺术情趣。古人认为,人境是指品茗时人数的多少及品茗者的综合素养、人格魅力、风度情趣等构成的人文环境;而当代茶艺认为品茶是雅俗共赏的乐事,品茗时,不忌人多,但忌人杂,不同兴趣爱好的人都可以有自己的茶友圈,只要是相谈甚欢,有共同的追求与理念,都可以有属于自己的人境之美。心境美则是修"心"的开始,也是修"心"的目的,从某种意义上说,人们品茶为的就是品出一个好心境,所谓好心境主要是温馨、闲适、虚静、心理心态的平衡。

第三节　茶道之修"心"

习茶,习得茶艺的流程动作和礼仪是一方面,另一方面则是习得内心的平和宁静,而习得内心的平和宁静,我们称之为修"心"。唐代刘贞亮在《茶十德》中将饮茶的功德归纳为十项,分别是:"以茶散闷气,以茶区腥气,以茶养生气,以茶除疠气,以茶利礼仁,以茶表敬意,以茶尝滋味,以茶养身体,以茶可雅致,以茶可行道。"而其中的"利礼仁""表敬意""可雅致""可行道"等正是说的茶道修"心",是一种精神上的享受。另外,庄晚芳先生认为:茶道是通过饮茶的方式,对人民进行礼法教育、道德修养的一种仪式,茶道是中国茶文化的哲理表达。他提出中国的茶德应是"廉、美、和、敬",并加以解释:廉俭有德,美真康乐,和诚处世,敬爱为人。其具体内容为:

> 廉——推行清廉、勤俭有德。以茶敬客,以茶代酒,减少"洋饮",节约外汇。
> 美——器净水甘,茶真形美。清茶一杯,共品美味,共尝清香,美化生活,康乐长寿。
> 和——德重茶礼,和诚相处,搞好人际关系。
> 敬——敬人爱民,助人为乐,器净水甘。

茶道的修"心"亦可促进我们所谓的心理平衡,而"心理平衡"是人体健康的四大基石之一,人们常说心理平衡的人,就等于掌握了调节健康的钥匙,掌握了生命的主动权,要健身先要健心。中医理论认为:过怒伤肝,过喜伤心,过恐伤肾,过思伤脾,过忧伤肺。"喜、怒、忧、思、恐"原本是人体的七情六欲,正常抒发有利于身心健康,而一旦超出了界限,过了则会伤及五脏影响六腑,也就无所谓"健身"了,所以喜怒哀乐都要有,七情六欲也不能丢,但关键在于平衡,不偏不倚,才能"健心",从而才能"健身",就好比说对有乳腺增生或子宫肌瘤等妇科问题的女性,中医经过诊治通常会开具有"疏肝解郁"功效的中药,因为这些健康问题的根源在于肝经不通达,肝气郁结,所以需要疏肝,需要解郁。而在现代的营养学医学领域,也有关于心理健康是人体健康关键的论述,有研究证明,人体在生气,尤其是极度生气的时候,体内会产生大量的自由基,而自由基又被称为"万病之源",由此也证明了人在生气时会影响到自己的健康。

一杯清茶,一次静品,无过多的修饰,这就是"廉";弃身于都市繁华之外,只言琴棋书画,不谈追名逐利,便是平静内心;用专注心泡茶,以平常心品茶,再平凡也是不凡,任茶叶沉浮于杯间,唯心没有一点涟漪,这便是茶带来的意境——心灵的超然宁静、禅意渐生。

茶,欲得其真味,则须静品,在闹哄哄的茶楼饮早茶,不过将其当作解渴的饮料或者是各种甜点早点的配餐而已;在水路杂陈的盛宴间隙喝茶,不过是因为茶叶清口并且有助于消化的功效而已,而习茶饮茶真正的内涵在于习茶品饮间的气定神闲、真心以待、平和从容、求精进之心等。

第四节　茶俗简介

早在3000多年前的周代,茶叶就已经被奉为贡品,到两晋南北朝时,"客来敬茶"已成为社会礼俗风尚。我国人民自古重情好客,"以茶清廉,以茶待客"均为我国流传至今的传统美德。茶俗是我国民间风俗的一种,是中华民族的文化积淀,千百年来,人事变迁,万事万物经历着沧海桑田,民族文化也在这个过程中不断地"去其糟粕,取其精华",而习俗即是当地文化最精炼的缩影。中国地大物博,幅员辽阔,俗话说"十里不同风,百里不同俗",因此各民族、各地区的茶俗都有其独特之处和魅力所在。

1.潮汕工夫茶

潮汕工夫茶即潮汕茶道,亦称"潮州工夫茶",是中国古老的汉族茶文化中最有代表性的茶道。据考,在唐朝时期茶文化已经兴起,沿海一带的人们都十分喜欢饮茶,潮汕当地更是把茶作为待客的最佳礼仪并加以完善,这不仅是因为茶在许多方面有着养生的作用,更因为自古以来茶就有"待君子,清心身"的意境。工夫茶以浓度高著称,初喝似嫌其苦,习惯后则嫌其他茶不够滋味了。工夫茶采用的是乌龙茶叶(半发酵茶),如铁观音、水仙和凤凰茶。只有这类茶才能冲出工夫茶所要求的色香味。通常铁观音也好,水仙也好,或者凤凰单枞,均为花香显著且高扬的茶叶,有利于疏散驱赶人体的郁结肝气,缓解困乏,调理人体的气机运行。

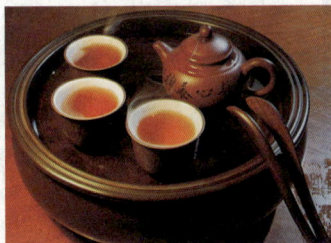

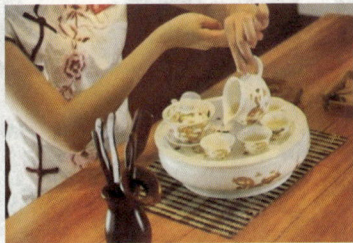

而白族三道茶,是聚居在苍山之麓、洱海之滨的云南白族招待贵宾时的一种饮茶方式,通常是首道苦茶,第二道为甜茶,第三道为回味茶,称为"头苦、二甜、三回味",预示着"先苦后甜"的人生哲理,同时也告诉人们凡事需要多回味,才能真切体验到人生的酸、甜、苦、辣,享受生命过程。

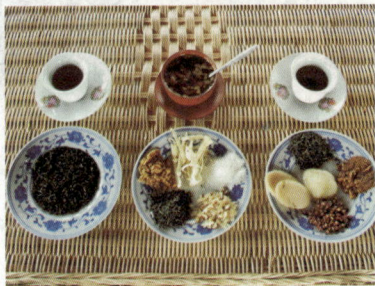

2. 苗族的菜包茶

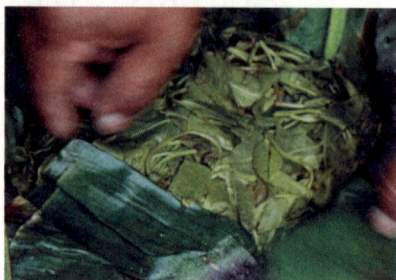

寓居在云南东北乌蒙山上的苗族,有种共同的喝茶办法,当地人称"菜包茶"。这也算是当地的一种养生茶疗,是用新鲜叶子将茶包好置于火塘内热灰中捂焖,待菜叶干枯后取出,弃掉菜叶,将冒着热气的茶用水浸泡,立即散发出菜茶混合的香味。饮后既能解渴,还能消除疲惫。

3. 德昂族、景颇族的腌茶

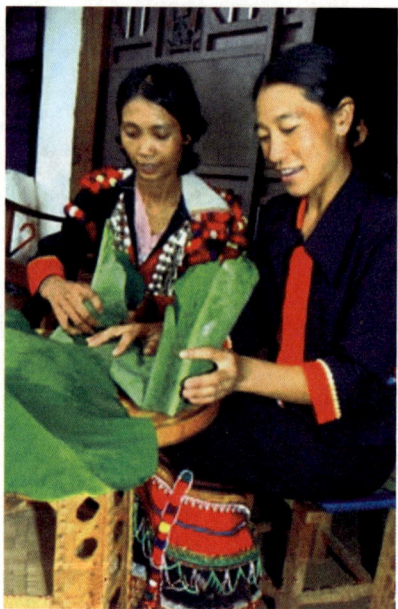

云南德宏州的德昂族,至今仍保存着以茶当菜的原始食用方法。腌茶通常在雨季,鲜叶采下后当即放入灰泥缸内,压满停止,然后用很重的盖子压紧。数月后将茶取出,与其他香料相拌后食用。也有用陶缸腌茶的,采回的新鲜茶叶洗净,加上辣椒、盐巴搅拌后,放入陶缸内压紧盖严,寄存几个月后,即成为腌茶,取出当菜食用,也有当作零食嚼用。寓居在德宏州的景颇族还保存着食用"竹筒腌茶"的习俗,这也是一种较为陈旧的食茶办法。将鲜叶用锅煮或蒸,使茶叶变软后再放在竹帘上搓揉，然后装入大竹筒里，并用棒槌压紧，筒口用竹叶阻塞，将竹筒倒置，滤出筒内茶叶水分，两天后用灰泥封住筒口，经两三个月后，筒内茶叶发黄，剖开竹筒，取出茶叶晒干后装入罐中，加香油浸腌，可以直接当菜食用，也可以加蒜或其他配料炒食。

4.基诺族的凉拌茶

基诺山素有云南古六大茶山之首的美称，对于茶文化，基诺人有自己独特的理解方式。基诺族自古以来不仅种茶、饮茶、制茶，还把茶叶作为一种佳肴，其中以凉拌茶最为有名。将刚采收来的新鲜茶叶揉软搓细，放在大碗中加上清泉流，随即投入黄果叶、酸笋、酸蚂蚁、白生、大蒜、辣椒、盐巴等配料拌匀，便成为基诺族喜爱的"拉拨批皮"，即凉拌茶。凉拌茶的种类很多，有牛肉干巴凉拌茶、橄榄果凉拌茶、螃蟹凉拌茶、嘎哩萝凉拌茶等。

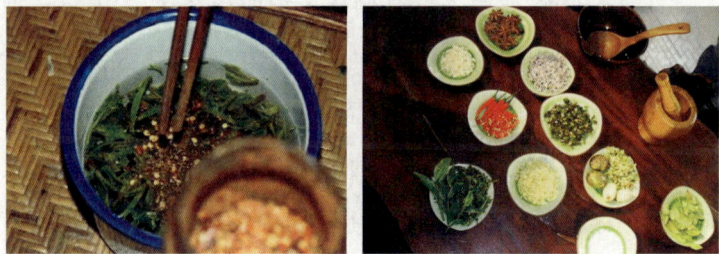

5.布朗族的酸茶

思茅、西双版纳是一块富饶美丽的宝地，是世界茶树原产地中心地带之一。生活在这片神奇而富饶的土地上的布朗族人民，是最早发现茶和利用茶的民族之一，素有吃酸茶的习俗。酸茶加工工艺是采摘茶树嫩叶，蒸熟后放在阴凉通风干燥处7～10

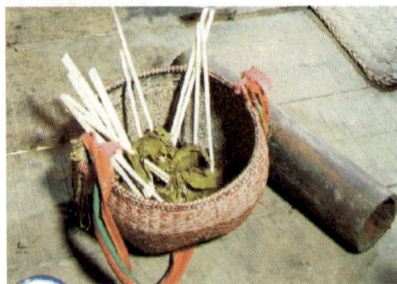

日,让它自然发酵,增强酸茶的色、香、味并散发部分水分,然后将酸茶原料装入竹筒内,将竹筒里的茶叶片压紧封口后埋入土中,经月余即可取出食用。

酸茶的食用不需要开水沏泡,而是直接放在口中嚼细咽下,具有解渴、提神、化脂消积、醒酒、健身等功能。酸茶是布朗族人民最贵重的礼物,是馈赠亲朋好友的厚礼,对于平衡肠道菌群也有一定的积极作用。这种以茶传情、以茶会友的习俗,是茶乡布朗族人民的传统美德。男女青年订婚、办喜事、建新房、老人祝寿等,客人来了,都要敬上酸茶或沏泡一杯香茗给客人品饮。无茶不成亲,按布朗族的风俗习惯,在姑娘出嫁时,要带上茶叶到婆家。

6.侗族打油茶

打油茶亦称"吃豆茶",是侗族传统的待客食品,流行于湖南、贵州、广西等地。打油茶用油炸糯米花、炒花生或浸泡的黄豆、玉米、炒米和新茶配制成,有的还加葱花、菠菜、猎肝、粉肠。关于侗族打油茶有这样一句顺口溜:"一杯苦,二杯泱(方言,意为涩),三杯、四杯好油茶。"这就是提示油茶须慢慢品尝,好好领略。油茶有祛寒湿、提神、饱腹之功能。当地湿度大,喝油茶便成为当地居民的饮食习惯,亦是他们用来待客的一种方式。特别是在人觉得非常劳累的时候,如果能喝上那么一两碗油茶,过不了多久,满身的疲惫便会在不知不觉中烟消云散了,同时迎来的便是一份难得的好心情。

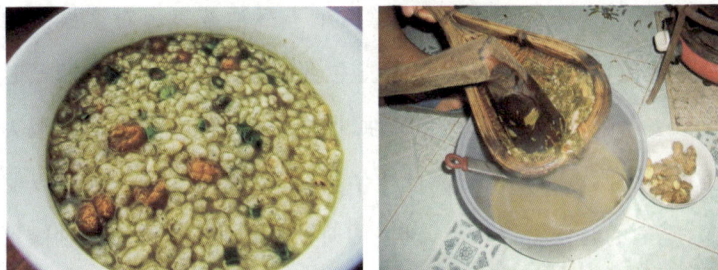

7. 客家擂茶

擂茶文化是汉族传统饮食文化之一。据史料记载,在宋朝时即有擂茶。在客家人日常生活中,擂茶即是其主食之一,也是待客之佳肴。现今在福建省将乐县、宁化县、泰宁县,广东省陆丰市、陆河县、揭西县,江西省,湖南省及台湾新竹、桃园、台北、花莲、台中部分地域的客家庄仍然保留着这种美味文化。它的制作方式古朴典雅,充分表现了客家人对中国汉族传统文化之传承。制作擂茶的基本步骤是:将绿茶置于擂钵中,以擂棍磨擂之,擂时加少许冷开水,再放入芝麻,待擂至糊状后加入花生并擂散,加入香菜或九层塔等配料,擂成茶浆即可。客家人的擂茶,茶味纯,香气浓,不仅能生津止渴、清凉解暑,而且还有健脾养胃、滋补长寿之功能,尤其适合夏季及长夏季节饮用。

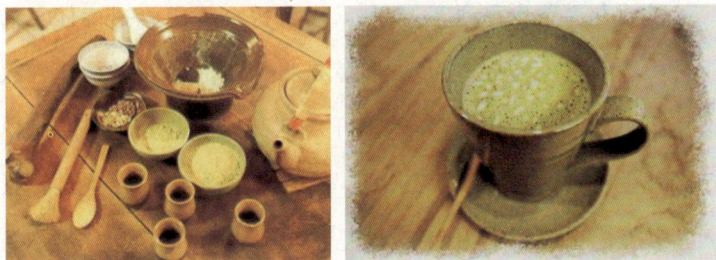

8. 藏族酥油茶

喝酥油茶是藏民的传统习俗,日常多作为主食与糌粑一起食用,而在接待尊贵客人时,总以献上酥油茶表示对客人的敬意。传说,酥油茶是唐朝文成公主创制的。文成公主去西藏时曾带去茶叶,她亲制奶酪和酥油,加上茶,配制成酥油茶,赏赐大臣饮用。酥油茶是西藏高原生活的必需品,寒冷的时候可以驱寒,吃肉的时候可以去腻,饥饿的时候可以充饥,困乏的时候可以解乏,还可以清醒头脑。酥油茶的制法如下:先将适量酥油放入特制的桶中,佐以食盐,再注入熬煮的浓茶汁,用木柄反复捣拌,使酥油与茶汁溶为一体,呈乳状即成。藏民每天饮酥油茶可多达 20 碗。喇嘛祭祀时,教徒要敬酥油茶;富裕的人家要施茶;喇嘛寺里往往备有大茶锅盛酥油茶,供香客饮用;亲人出远门,也敬酥油茶,以示祝福。

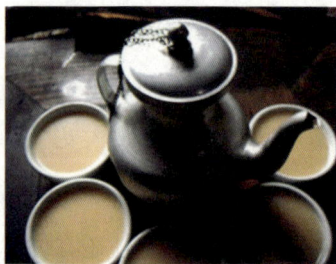

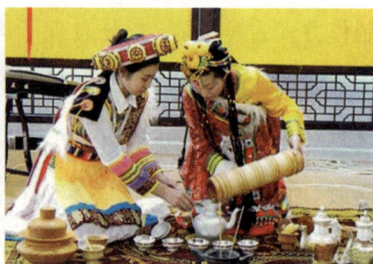

9.昆明九道茶

昆明九道茶也称迎客茶,是云南乡镇书香门第招待佳宾的一种喝茶办法。榜首道为赏茶,就是将预备的各种名茶让客人选用。第二道为温杯(洁具),以开水冲刷紫砂茶壶、茶杯等,以达到卫生消毒的目的。第三道为置茶,将客人选好的茶过量投入紫砂壶内。第四道为泡茶,就是将初沸的开水冲入壶中,如条件允许,用初沸的泉流冲泡滋味更佳,通常开水冲到壶的 2/3 处为宜。第五道为浸茶,将茶壶加盖五分钟,使水浸出物充沛溶于水中。第六道为匀茶,即再次向壶内冲入开水,使茶水浓淡适合。第七道为斟茶,将壶中茶水从左至右倒入杯中。第八道为敬茶,由小辈双手敬上,按长幼有序顺次敬茶。第九道为品茶,九道茶通常是先闻茶香以舒脑添加精力享用,再将茶水缓缓喝入口中细细品味,享用喝茶之乐。

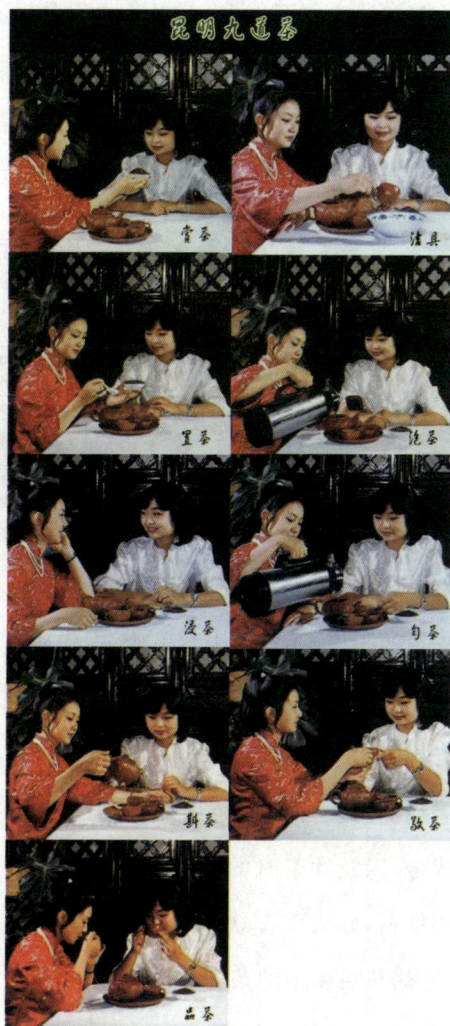

10.哈尼族的煎茶

普洱茶对人体的保健作用是非常显著的,清代赵学敏《本草纲目拾遗》云:"普洱茶幽香独绝,醒酒榜首,消食化痰,清胃生津,功力尤大也。"寓居在勐海县南糯山的哈尼族至今仍有将普洱茶加以煎服,用以医治细菌性痢疾的习俗。而实际上,从现代营养学以及肠源性学说角度出发,普洱茶由于是由有益菌发酵的,成品茶中含有一定的有益菌及其代谢产物,或者能够促进益生菌增殖的物质,从而能够在一定程度上改善肠道菌群平衡,缓解细菌性痢疾。

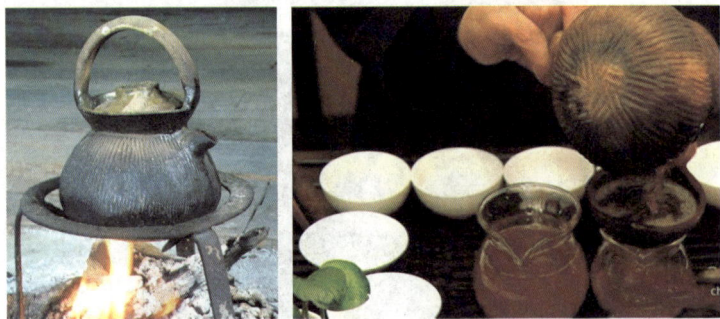

11.彝族的隔年陈茶

今彝族支系的土族、俅族等少数民族,古代通称蒲满人。蒲满人是最先发现和使用茶的祖宗,每到茶叶大发时节,蒲满人常到大森林中采摘野生茶作为祭神和祭祖的贡茶,并有通过发汗的隔年茶能看病的传说,而这多半也是基于茶叶中如此丰富的功能性内含成分,以及饮茶时的发汗、通透等作用。另外,茶也是彝族的主要饮料,族人多喜欢烤茶,尤其是老人。烤制时,先烤土罐,待土罐烤热后将半把茶叶放入其中,继续烤至茶叶香出变黄,再冲入开水,片刻便可饮用。按当地的习惯,一般都是自烤自饮,若来客人,则需自烤自斟自饮,因为当地有"喝别人烤的茶不过瘾"之说。

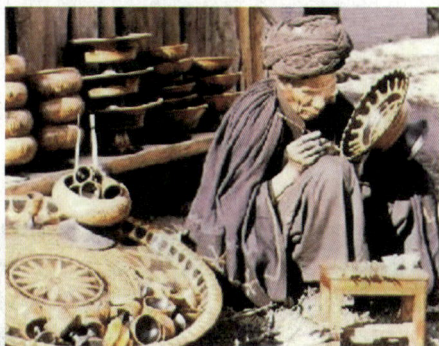

12.纳西族的龙虎斗茶

寓居在玉龙雪山下的纳西族是一个有悠长历史的民族,也是一个喜爱喝茶的民族。龙虎斗,纳西语"阿吉勒烤",是一种富有奇特颜色的喝茶办法。首先将茶放在小土陶罐中烘烤,待茶焦黄后冲入开水煎煮、熬煮,将茶汁熬成浓浓的;在茶杯内盛上小半杯白酒,然后将熬煮好的茶汁冲进盛酒的茶杯内,这时杯内会发出"嗞嗞"的响声,故而称为龙虎斗。纳西族把这种响声看作吉利的标志。响声越大,在场的人越快乐,响声之后茶香四溢,整个过程给人带来的是身心的双重满足和愉悦。有的人还要在茶水里加上一个辣椒,这是纳西族用来治伤风的良方,喝一杯龙虎斗后,周身出汗,睡一觉后就感到头不昏,浑身不乏力,伤风也治好了。

13.傣族的竹筒茶

寓居在澜沧江岸、孔雀之乡、凤尾竹下、竹楼之上的傣族,喜爱饮用竹筒茶,这种竹筒茶,即有竹子的清香,又有茶叶的芳香,饮起来有耳目一新之感,具有生津止渴、健体美容之效,是一道傣族同胞敬奉宾客的礼仪茶饮。其配料有采自千年古茶园原生态的晒青毛茶或新鲜茶叶、蜂蜜以及甘甜清澈的纯天然山泉水。其泡制程序为：先将晒青毛茶放入新鲜的竹筒中，将其口封紧，放在火塘三脚架上烘烤备热，烤至发出茶叶清香，取下加入适量的蜂蜜，然后将沸腾的山泉水倒入竹筒中，再烘烤片刻，即可饮用。

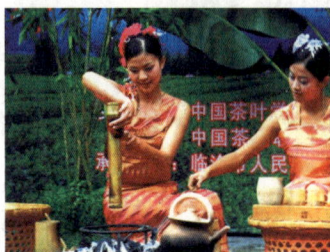

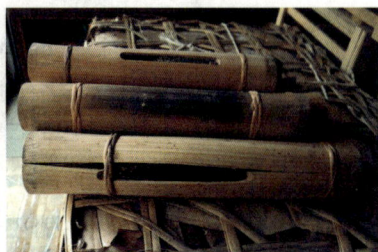

14.怒族的盐巴茶

盐巴茶是怒江一带怒族的一种较为普及的喝茶办法。先将小陶罐放在火炭上烤烫，取一把青毛茶或掰一块饼茶放入罐烤香，再将事前煨涨的开水加入罐中，至茶叶欢腾翻滚3～5分钟后，去掉浮沫，将盐巴块放在瓦罐中潮几下，并持罐摇动，使茶水环转三五圈，再将茶汁倒入茶盅，茶盅中再加适量开水稀释。这种茶汁呈橙黄色，这样边煨边饮，一直到小陶罐中茶味不见为止。剩余的茶叶渣用来喂马、牛，以增进牲口胃口。因为地处高寒山区，蔬菜短少，就常以喝茶代食用蔬菜，可以在一定程度上为人体补充维生素等营养物质。如今，怒族家里每人有一土陶罐。"苞谷粑粑盐巴茶，老婆孩子一

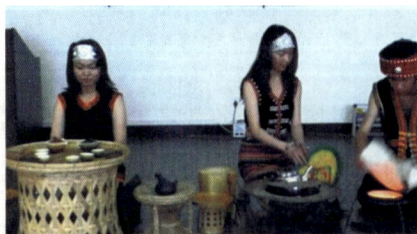

火塘"，形象地描绘了怒族人民围坐在火塘边，边吃谷粑边喝茶的情形。茶叶已成为怒族不可或缺的生活必需品，每日必饮三次茶。"早茶一盅，一天神威；午茶一盅，劳作轻松；晚茶一盅，提神去痛。一日三盅，雷打不动"已成为怒族的喝茶谚语。

　　除了上述的一些茶俗之外，还有德昂族的砂罐茶、爱伲人的土锅茶、撒尼人的铜壶茶、回族的罐罐茶、景颇族的鲜竹筒茶、傈僳族的油盐茶等，无不浓缩了当地的文化习俗，是几千年历史文化的积淀，也是极度适应当地各种环境因子的传承，就如巴蜀之人善吃辣是为了适应当地湿气大的气候环境。一地之人有一地的饮茶风俗，这才是最适合当地的健康饮茶法！

第五章　科学饮茶

通过前几章的内容，我们了解了茶叶中有诸多利于身体健康的功效成分，也了解了很多茶利健康的研究报道和实例分析。那么接下来的思考是，如何喝好这杯茶，真正地增益健康。所谓健康，它是一种包括身体上和精神上的完满状态，以及良好的适应力，而不仅仅是没有疾病或无虚弱的状态，这就是我们所指的身心健康。当代茶圣吴觉农先生对茶的阐释是："把茶视为珍贵、高尚的饮料，饮茶是一种精神上的享受，是一种艺术，或是一种修身养性的手段。"所以，饮茶健康，我们享用的不仅仅是这杯茶水的口腹之感，更是享用一种美好的生活方式。与其说喝茶，不如说是因为喝茶而引导我们过上一种健康美好的生活，最终带给我们身心健康。

第一节　享用饮茶

周作人先生在《喝茶》中写到："喝茶当于瓦屋纸窗之下，清泉绿茶，用素雅的陶瓷茶具，同二三人共饮，得半日之闲，可抵十年的尘梦。喝茶之后，再去继续修各人的胜业，无论为名为利，都无不可，但偶然的片刻优游亦断不可少……"喝茶，是生活的一个面相，而且是"断不可少"的，他表达的是"忙里偷闲，苦中作乐,在不完全现实中享受一点美与和谐,在刹那间体会永久"。他的同胞兄弟鲁迅在同名文章《喝茶》中说道:"有好茶喝,会喝好茶,是一种'清福'"。清福是朴素之福,闲适之福,淡雅之福,平常之福。他们讲的都是用喝茶的方式,让生活松弛有度。喝茶,是最平凡简单不过的放松方式,因为我们每天都要喝水,喝水的时候自然地转化为放松的片段。但是一般人觉得喝水无非是解渴的生理需求,不曾发现也是身体深层次渴望放松的需求。欧美国家都十分重视"工休茶",尤其在英国,下午茶是不得打扰的法定时刻,专门辟出一个时间和空间喝茶,算得上鲁迅先生说的享清福了。有国外工作体验的都会有类似的感受,工作就是工作,休息就是休息,效率是极高的,而且放松休息的时间是尤其被尊重的,犹如人权,神圣不可侵犯。那么,喝茶,是提供了一种休息放松的时间与空间,真正让人身心健康的茶,其范畴超出一杯茶水,更是饮茶时享受时间与空间的全面体验。打个比方,给花草施水,最好先松松土,然后慢慢地洒水,就像毛毛雨一样滋润土壤,土壤就可以高效地保有所有的水分,而且保持营养成分不流失;相反,如果很快地浇一桶水,很可能出现水一下子从花盆溢出甚至还带着泥土流走,这样的浇花,并没有达到给花草补水的作用,反而让土壤营养流失,长而久之,会出现土壤板结,根部因缺乏氧气而使植株陷入病态。这个浇花的比喻,和我们喝茶类似,喝茶是牛饮,有时候喝进去没几分钟,就上洗手间了,无非是增加了肾脏的负担,真正茶的好处,没有太多享用;慢饮细啜,口齿生津,犹如春雨润物,慢慢地激活身体的活力,对照卢仝的"七碗茶歌":一碗喉吻润,二碗破孤闷,三碗搜枯肠,四碗发轻汗,五碗肌骨清,六碗通仙灵,七碗吃不得也,唯觉两腋习习清风生。这样子的喝茶,从身体的舒畅,到精神的清明与升华,层层递进,把茶百分百享用足了。印度有句谚语"Chaipiyo mastjiyo",就是说慢慢喝杯茶,享受人生。喝茶,是一种享受人生的生活方式,借助茶之芳香美味,放松身心,在片刻中体会无忧喜乐的滋养。按这样的态度去享用一杯茶,那么这杯茶的能量最大尺度地被激活,无论你喝什么样的茶,都会收获健康与喜乐,喝茶的态度,已然决定最后的收获。一旦认真、细腻地去享用这一杯茶,哪怕只是几个瞬间,你与茶有了连接,也是和生活的美好连接上了。

饮茶是养身与养心并重的养生方式。品一杯茶,放慢自己的节奏,静下心去享受生活,由内而外地升起喜悦。好茶,喝一杯就想笑了。所以好的茶,不是贵的茶,也不一定是嫩的茶,是恰到好处的一杯茶,在那样的时间和空间带给自己身心愉悦的一杯茶。恰如鲁迅先生所言,"有好茶喝,会喝好茶,是一种'清福'。不过要享这'清福',首先就须有工夫,其次是练习出来的特别感觉"。饮茶,不能仅仅了解茶叶知识,而要更多地去体验这杯茶的色香味,并累积独特的感觉,这种当下的体验就是对我们身心最好的滋养。

第二节　合理选茶

大家选茶的时候要考虑以下三个方面:第一要考虑茶叶质量(安全性);第二要知道茶叶品质(风味性);第三要了解茶叶怎样储存和保鲜。

一、茶叶食品分级

我们选茶叶的时候,口味是很重要,但是更重要的是安全问题。所以,我们选茶叶首先需要考虑茶叶品质安全。

如何保证茶叶品质的安全,建议大家到市场上去买茶叶的时候一定要认准一些标志。第一个标志就是 QS 标志,一般在商场里或者市场上买的有包装的茶叶一定有这个标志。如果没有

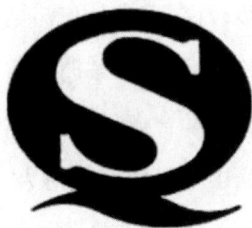

质量安全

这个标志,表示这个茶叶可能是"三无"产品。QS 标志叫作食品市场准入标志,这是我们国家施行了将近十年的一个制度。所以,保证茶叶安全第一个要看到的是 QS 标志。总体而言,茶叶质量安全的保障层次是比较健全的,除了 QS 认证外,它还有无公害认证、绿色食品认证、有机茶的认证、原产地认证等。特别地,有机茶是不施任何化肥和农药的,在所有的食品里面,茶叶的有机比例是最高的。

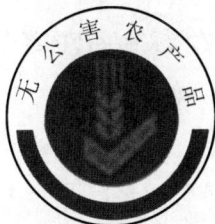

无公害农产品认证标志

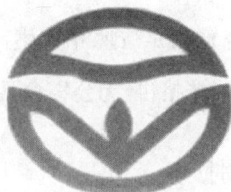

绿色食品标志图案

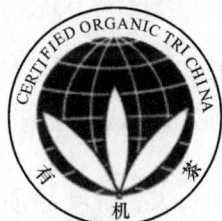

杭州中农质量认证中心的
有机茶标志图案

有机茶是指在没有任何污染的产地,按有机农业生产体系种植出鲜叶,在加工、包装、储藏、运输过程中不受任何化学品污染,并经有机食品认证机构颁证的成品茶叶。

有机茶生产加工要求极其严格。国际有机农业运动委员联合会(LFOAM)对茶园的土质、水质、空气到茶叶的采摘、加工、贮藏、运输及茶叶的微量元素、重金属含量等各方面均有严格的标准。第一,茶园必须远离城市、远离工厂、远离其他农田且海拔较高,不受任何污染。茶园空气和水源必须经颁证机构严格检测。第二,茶园不施任何人工合成的化肥、农药、生长调节剂等化学合成物,并且不使用基因工程技术。第三,在茶叶加工过程中不得使用任何人工合成的食品防腐剂、添加剂、人工色素等。第四,有机茶加工、储运、销售过程中不能和普通食品混放,应有独立的有机茶销售、贮藏专柜,并且建立"从土地到茶杯"全程质量跟踪体系。第五,有机茶认证是一个连续的过程,每年一次,而且每年至少对有机茶种植、加工、贮藏、运输和销售过程进行一次认证审查,并进行不定期的不通知的检查。

有机食品、绿色食品与无公害食品三者之间属于一种"金字塔"式的等级关系。其中有机茶是塔尖,有机食品是根据 LFOAM 基本要求来制定标准的,按照欧盟 EEC2092/91 规定进行生产加工,而绿色食品执行的是中国农业部行业标准,前者具有国际性,后者具有国内性。无公害食品是按照相应生产技术标准生产的经有关部门认定的安全食品,严格讲,无公害食品是一种基本要求。

二、茶叶品质鉴别

1.茶叶品质优劣的主要特征

茶叶是健康饮品,茶叶的品质优劣不仅关系着口感风味的好坏,而且与人体健康密切相关。根据茶叶品质好坏的程度,通常将茶叶分为正品茶、次品茶和劣质茶三种。染有严重的烟、焦、馊、酸、霉、日晒味及其他异味者,尤其是染上有毒物质,对人体造成危害的茶叶,均称之为劣质茶。污染程度较轻者或经过相应的技术措施处理后,能得到改善者称为次品茶。按各类茶色、香、味、形等品质特点的要求均符合品质标准要求者,称为正品茶。

(1)烟味:茶叶香味中污染的烟味包括炭味、煤烟味、竹味等。

(2)焦味:杀青和烘炒过程中因温度和技术掌握不当,造成焦叶焦芽,香味中带有严重的焦味,冷味、热闻均有浓烈的焦味者为劣质茶。

(3)酸馊味:鲜叶摊放不当,二青叶、发酵叶堆放长,过厚,叶温过高,使半成品变质,产生酸馊味。

(4)日晒味:干燥过程以日晒代烘炒,产生严重的日晒味。

(5)陈霉味:茶叶干度不够,保管不善,空气湿度大,引起茶叶陈化霉变。

(6)夹杂物:茶叶中含有较多老梗老叶、茶籽、茶果和非茶叶夹杂物(如杂草、树叶、泥沙等)均为次品茶。

2.茶叶品质鉴定方法

(1)干评。

从茶叶的外形、色泽、香气上加以评判。凡红茶、绿茶条索紧结,珠茶颗粒圆紧;红茶色泽乌润,绿茶色泽绿润;茶叶肥壮重实,有较多毫毛,且又有香气馥郁者,乃是春茶的品质特征。凡红茶、绿茶条索松散,珠茶颗粒松泡;红茶色泽红润,绿茶色泽灰暗或乌黑;茶叶轻飘宽大,嫩梗瘦长;香气略带粗老者,乃是夏茶品质特征。凡茶叶大小不一,叶张轻薄瘦小;绿茶色泽黄绿,红茶色泽暗红;且红茶叶香气平和者,乃是秋茶品质特征。

（2）湿评。

就是开汤品评，通过闻香、尝味、看叶底来进一步作出判断。冲泡时茶叶下沉较快，香气浓烈持久，滋味醇厚；绿茶汤色绿中透黄，红茶汤色红艳显金圈；茶底柔软厚实，正常芽叶多；叶张脉络细密，叶缘锯齿不明显者，为春茶。凡冲泡时下沉较慢，香气欠高；绿茶滋味苦涩，汤色青绿，叶底中夹有铜绿色芽叶；红茶滋味欠厚带涩，汤色红暗，叶底较红亮；不论红茶还是绿茶，叶底均显得薄而较硬，对夹叶较多，叶脉较粗，叶缘锯齿明显，此为夏茶。凡香气不高，滋味淡薄，叶底夹有铜绿色芽叶，叶张大小不一，对夹叶多，叶缘锯齿明显的，当属秋茶。

1）真假茶鉴别。

凡是以茶树上采下的鲜叶为原料，经过加工而成的毛茶、精茶和再加工茶类等，均称之为真茶。用非茶树叶子作为原料，按茶叶的加工方法制成的茶，如柳叶茶、榆叶茶等，称之为假茶。

真茶之形态特征：凡叶基部呈三角形，叶缘锯齿显著，锯齿上有腺毛，近基部锯齿渐稀，呈网状叶脉，主脉明显，支脉不直射边缘，在2/3处向上弯，联结上一支脉呈波浪形态，芽和嫩叶的背面有银白色茸毛，嫩茎呈圆柱形者为真茶，否则可疑为假茶。

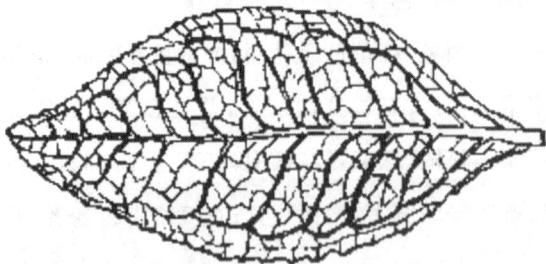

茶树叶片上叶脉的分布

2）新、陈茶鉴别。

新茶与陈茶的鉴别主要是看茶的色、香、味。

色泽：茶叶在存放过程中，主要受空气中氧气和光的作用，绿茶由新茶的青翠嫩绿逐渐变得枯灰。红茶由新茶的乌润变成灰褐。

香气：陈茶由于香气物质的氧化、缩合和缓慢挥发，茶叶由清香变得低浊。

滋味：陈茶的滋味淡薄，同时茶叶的鲜爽味减弱而变得"滞钝"。

上述区别是对较多的茶叶品种而言的。当保存条件良好，这种差别就会相对缩小。至于有的茶保存后品质并未降低，那就另当别论了。

3）窨花茶和拌花茶鉴别。

花茶，又称熏花茶，是我国特有的香型茶，属再加工茶之列。花茶是利用茶叶具有吸收异味的特点，用茶坯（即原料茶）和鲜花窨制而成的，俗称窨花茶。花茶的品种繁多，都是以窨制的香花名称冠在茶字之前而命名的，如以茉莉花窨制的称为茉莉花茶、珠兰花窨制的称为珠兰花茶、玳玳花窨制的称为玳玳花茶，玉兰花窨制的称为玉兰花茶。此外，还有柚子花茶、玫瑰花茶、桂花茶、菊花茶、金银花茶等。在各种花茶中，生产量最大的是茉莉花茶，其次是珠兰花茶。花茶的茶坯，通常多选用绿茶，少量的有红茶和乌龙茶。

花茶加工分为窨花和提花两道工艺进行。但值得注意的是花茶经窨花后，已经失去花香的花干都要经过筛分剔除，尤其是高级花茶，更是如此，很少能见到成品花茶中有花干的存在。只有在一些低级的花茶中，有时为了增色，才人为地夹杂着少许花干,它无益于花茶香气的提高。还有的未经窨花、提花,只是在低级茶叶中拌些已经窨制过的花干,权作花茶。其实,这种茶的品质没有发生质的变化,它只是形似花茶。为与窨花茶相区别,通常称它为拌花茶。所以,从科学的角度而言,只有窨花茶才称得上是花茶,拌花茶只不过是假冒花茶而已。

要区别窨花茶与拌花茶,并不很难,无需仪器检测。人们只要用双手捧上一把茶,送入鼻端闻一下,凡有浓郁花香者,为窨花茶。倘若只有茶味,却无花香者,则属拌花茶。如果用开水冲沏,只要一闻一饮,更易检测。但也有少数在茶叶表面喷上从花植物中提取的香精,再掺上些花干后充作窨花茶的,这就增加了区别的难度。不过,这种花茶的香气只能维持 1～2 个月,即使在香气有效期内,其香气也有别于天然鲜花的纯清,带有闷浊之感。若再用热水冲沏,也只是一饮有香,二饮逸尽。

由于花茶既具有茶叶的爽口浓醇之味,又兼具鲜花的纯清馥郁之气,所以自古以来,人们对花茶就有"引花香,益茶味"之说,使人有一种两全其美、沁人肺腑之感。所以,在品评花茶的优劣时,香气当然是花茶的主要品质因子了。凡花茶香气达到"浓、鲜、清、纯"的,就为正宗上品。如茉莉花茶的清鲜芬芳,珠兰花茶的浓纯清雅,玉兰花茶的浓烈甘美,玳玳花茶的浓厚净爽,等等,这些都是正宗上等花茶的重要香气特征。倘若花茶有郁闷难闻之感,自然称不得好花茶了。一般说来,头次冲泡花茶,花香扑鼻,这是提花使茶叶表面吸附香气的结果,而第二、三次冲泡,仍可闻到不同程度的花香,乃是窨花的结果。所有这些,在拌花茶中是无法达到的,而最多也只是在头次冲泡时,能闻到一些低沉的花香罢了。

3. 茶叶贮藏和保鲜

对于茶叶储存,主要注意密封、避光、防异味。通常用的储存方法有以下几种:专用冷藏库冷藏法,库内相对湿度控制在65%以下,温度4～10℃为宜;真空和抽气充氮贮藏法;除氧剂除氧保鲜法;家庭用贮藏保鲜方法:冰箱冷藏法、石灰缸/坛法、硅胶法、炭贮法。

家庭最常规、简单、有效的茶叶储存保鲜方法就是冰箱冷藏,但是要注意不要放在冷冻室,而是放在冷藏室,这是因为茶叶里面含有6%～7%的水分,零度以下茶叶就会结冰,那么将茶叶从冰箱里拿出来以后,温度突然升高,细胞会破碎,泡出茶汤会浑浊。另外,从冰箱中拿出的茶要等恢复室温后再打开,否则会因为温差,茶叶表面有水汽凝结而使茶叶受潮。茶叶保鲜主要针对绿茶、清香型乌龙茶,其他茶类放置阴凉干燥处密封保存即可。

第三节　科学饮茶

饮茶健康,从为自己找到合适的茶开始!

1. 了解茶性

茶有红、绿、黑、白、青、黄六大类。乌龙茶就属于其中的青茶。中国的茶有成千上万种,但都无外乎这六大类。

从本质的角度来看待不同的茶类,是茶叶中的茶多酚的氧化程度不同。茶多酚是茶叶中特有的化学成分,多酚存在于大自然的大部分蔬菜和水果中,比如我们日常所见的香蕉、苹果还有土豆切开后切面变褐,就是多酚氧化的结果。所以,一片鲜叶能够变化出这么多类的茶,从茶内质上看,是多酚氧化程度的不

同。绿茶是不氧化茶,茶多酚是全保留的;其次是白茶和黄茶,
有5%～20%的茶多酚氧化了;乌龙茶的氧化程度跨度很大,从
20%～80%都有,轻者如铁观音、文山包种,重者如凤凰单枞、东
方美人茶;红茶和黑茶中大于80%的茶多酚氧化了。表5-1总
结了六大茶类的茶性,可见茶性和茶多酚氧化的程度关系密切:
氧化程度越高,其茶性越温和;反之,越趋于寒凉。平时我们说
绿茶清凉下火,红茶温养脾胃的道理也在于此。如果我们从茶
汤的颜色上看,多酚氧化程度越高,茶汤色泽越深,茶性越接近
温性,茶汤颜色越浅,越接近寒凉性。

表5-1　六大茶类的茶性

寒					平		温	
绿茶	黄茶	白茶	普洱生茶	轻发酵乌龙茶	中发酵乌龙茶	重发酵乌龙茶	黑茶	红茶

2.因人喝茶

人的体质有寒热之别,茶的性味也有温凉之差,按照中医的
阴阳调和理论,体质热燥的应该多喝凉性的茶,比如绿茶、白茶、
轻发酵的乌龙茶、年份短的生普等;体质寒凉的应该多喝温性的
茶,比如红茶、熟普、重发酵乌龙茶、重焙火乌龙茶等。

胃不好的,比如有胃溃疡、慢性胃炎的人宜多喝红茶和黑
茶,因为对胃有刺激作用的茶多酚已大量氧化成茶色素;但是得
肠炎、痢疾之类的人则宜喝绿茶,因为绿茶中含有大量的茶多
酚,具有抑菌消炎作用;便秘者适饮黑茶,因为黑茶原料多粗老,
水溶性纤维多,有助于肠胃蠕动。

平时牙龈出血,可以嚼绿茶叶底或者茶树鲜叶止血。

糖尿病患者宜饮粗老茶,比如粗老绿茶、黑茶、乌龙茶,因为

这些茶中茶多糖含量高。

对咖啡因敏感者或神经衰弱者及孕妇可选择低咖啡因茶，比如安吉白茶；或者通过不喝第一泡茶而降低咖啡因的摄入，因为第一泡茶已浸出大部分的咖啡因。

有肥胖症状的人群，可以多喝一些粗茶，粗茶里富含膳食纤维，可以帮人排除身体中的脂肪。

怎么样算喝对了茶？我们只需要观察我们身体的感受，当我们放松地体验某种茶时，我们的身体是敏锐的反应器，它会告诉我们茶与身体是否和谐。如果茶喝对了，第一个现象肯定是口齿生津，这说明这个茶对自己的身体酶活性有正向激活作用；其次喝茶之后身心舒畅，那也是喝对了茶。如果喝完某种茶，口舌发干，身体硬紧，肚子饱胀，毫无舒适愉悦之意，那就说明这种茶与自己当下的身体状态是不和谐的，不应该再继续喝。喝茶对体质的改善，是需要经过一段时间持续的坚持，才能看到效果。茶并不是立竿见影的神药，而是循序渐进的调节剂或者健康的平衡物。

唐代医学家陈藏器言，"药乃一病之药，茶乃万病之药"，这里的病在古代的意思是指"未病"，现代的病的程度对应古代的词应该是"疾"，所以这句话很好地表达了"茶是应用于日常生活保健的良品"。现代唯一的茶学方面的中科院院士陈宗懋先生说得好："茶叶不是药，但是饮茶确实可以预防和减轻很多疾病，可以作为身体的调节剂。多饮茶，可以增强体质、提高抗病性。喝茶一分钟能解渴，坚持喝一小时就可以休闲了，喝一个月则可以增进健康，喝一辈子可以长寿。"喝对茶，持之以恒地享用，最终增益身心健康。

3.看时喝茶

《黄帝内经》中讲到养生要合于四时,我们也要看时喝茶。春饮花茶理郁气,夏饮绿茶祛暑湿,秋品乌龙解燥热,冬饮红茶暖脾胃。

春天人容易犯困,容易因为春雨绵绵而心情郁结,所以需要喝一些香气高扬的茶,如旧年秋天的铁观音、凤凰单枞等重香的乌龙茶,或者茉莉花茶、玳玳花茶等,花香馥郁可理气解郁驱春困。有些人喜欢赶时鲜喝新制的绿茶,其实这是不可取的。新炒制的绿茶,一者火气高,不等火气褪去就品饮的话容易上火,有的人甚至会喝到嗓子哑掉;二者茶多酚很刮胃,需要放置一段时间让茶多酚适量转化。

最适合喝绿茶的季节是夏天,绿茶清凉解毒,下火祛暑,如果加一些菊花或者金银花,那更是锦上添花,还可以加一点枸杞,使茶色缤纷,而且枸杞具有一定的温和作用。夏天还可以喝白茶、黄茶、苦丁茶、轻发酵乌龙茶、生普等,但是要注意,夏天也要喝热茶。热茶一杯,汗流浃背,人出汗了才能带走身体的热量,从而起到降低体温的作用。我们可以事先煮好浓缩的茶汁,放在冰箱中,想喝茶的时候,将浓缩汁冲兑热水调至合适的温度和浓度品饮,这样简单省事,既满足生理上的需求,也保证了健康的要求。

秋天适合品饮轻发酵乌龙茶,比如铁观音、台湾高山乌龙、文山包种等,这些茶茶性平和,缓解秋燥,益肺润喉。

冬天适合品饮熟普、红茶、重发酵乌龙茶(比如大红袍、肉桂、冻顶乌龙等),这些茶味甘性温,怡养脾胃。

对于每一天喝茶的时间而言,饭前和饭后一小时内不饮茶;临睡前不饮茶,但不一概而论。饭后一小时饮茶,可以促进脂肪消化,解除酒精毒害,消除肚子胀饱和去除有害物质。有口臭和爱吃辛辣食品的人,若与人交谈之前,喝一杯茶,可以消除口臭。嗜烟的人,在抽烟时,适当喝点茶,可以减轻尼古丁对人体的毒害。看电视时,或在电脑前工作时,喝点茶能够帮助恢复视力,消除荧屏辐射对人体的危害。脑力劳动者工作时饮茶,可提神益思,提高工作效率。体力劳动者休息时喝杯茶,可消除疲劳,增加机体活力,提高工作效率。早起一杯茶,可以帮助洗涤肠胃,醒脑提神,更好地投入工作等。

4.喝茶安神与失眠

我们古人的说法是当你烦躁时喝茶让你安神,当你困乏时喝茶让你提神,所以喝茶是对我们情绪双向调节的过程,它既安神也提神。那么从现代研究上看,有一个很有意思的地方,对于大多数茶,它的咖啡因和氨基酸含量比例几乎为 1∶1。茶叶中咖啡因是可以提神的,同时氨基酸又可以是安神的,这和古人的经验说法是一致的。那么喝茶失眠是怎么回事? 关键是茶与人是否对应。大部分人喝绿茶会失眠,那么可以试着喝红茶等性味比较暖和的茶。另外,喝茶的量和氛围也很重要,对于敏感的人群,一开始喝茶的量要少一些,喝茶的时候自然而然地放松,那么失眠的概率会大大降低。如果喝咖啡、喝茶都会失眠,那很有可能是对咖啡因敏感所引起的,对待这样的情况,试着去除咖啡因的影响调整一下,比如喝咖啡因含量很低的茶,如安吉白茶或者脱咖啡因茶;或者品饮第三次冲泡的茶汤,因为咖啡因在头两次冲泡中已经百分之七八十浸出。总之,喝对茶,或者调整喝茶的方式,可以对身体起到平衡作用,即回归身心安宁清明的状态,不骄不躁,不沉不闷。

5.儿童能够喝茶吗

还有一个很多人都会关注的问题,小朋友能不能喝茶?儿童宜饮淡茶,或用茶水漱口,因为过浓茶中过量的咖啡因会使儿童过度兴奋,咖啡因利尿会使儿童尿频尿急,可以主张儿童饮淡茶,可以补充维生素和钾、锌等矿物质营养成分,可加强胃肠蠕动,帮助消化,饮茶有清热降火的功效,可以避免儿童大便干结造成肛裂;儿童用茶水漱口可以预防龋齿。茶里面有咖啡因,咖啡因在小孩身体里代谢时间会比较长,正常人三四个小时就完成了咖啡因的代谢,小孩体内咖啡因代谢周期是正常人的好几倍。所以,小孩适合喝淡茶,或者用茶水漱口。

6.淡饮热饮,即泡即饮,适量饮

喝茶并不是"多多益善",而须适量。饮茶过量,尤其是过度饮浓茶,对健康非常不利。因为茶中的生物碱将使中枢神经过于兴奋,心跳加快,增加心、肾负担,晚上还会影响睡眠。高浓度的咖啡碱和多酚类等物质对肠胃产生刺激,会抑制胃液分泌,影响消化功能。

喝茶温度要接近肠胃的温度,喝茶太烫不但烫伤口腔、咽喉及食道黏膜,长期的高温刺激还是导致口腔和食道肿瘤的一个诱因,喝茶太冷则容易伤脾胃而诱发肠胃病。所以,宜饮温茶和热茶,不喝烫茶,不喝冰茶。

长时间浸泡的茶(如大于8小时)或者隔夜茶,不宜饮用,一者风味不佳;二者多酚氧化,维生素C流失,其保健功效或有降低;三者夏天绿茶长时间浸泡易生真菌。建议茶水分离,茶叶没有发现明显异味,隔开再冲泡也无妨。

根据人体对茶叶中功效成分和营养成分的合理需求来判

断,并考虑到人体对水分的需求,成年人每天饮茶的量以每天泡饮干茶 5～15g 为宜,泡这些茶的用水总量可控制在 1500ml 以内。如运动量大、消耗多、进食量大或是以肉类为主食的人,每天饮茶可多些。对长期生活在缺少蔬菜、瓜果的海岛、高山、边疆等地区的人,饮茶数量也可多一些,这样可以弥补维生素等摄入的不足。

7. 茶垢对身体有害

茶垢是茶多酚类物质经空气和水氧化的产物,它黏附于茶杯、茶壶的表面,形成厚厚一层。粗陶茶具表面茶垢特别多。茶垢中含有砷、汞、镉、铅等多种有害物质。茶垢进入人的消化系统后,极易与食物中的蛋白质、脂肪、维生素等结合沉淀,阻碍胃肠对营养物的吸收,甚至使肾、肝、胃发生炎症、病变。溃疡患者摄入茶垢后,容易病情恶化。为了身体健康,请经常擦洗你的茶具,除去表面积淀的一层棕褐色茶垢。

8. 发烧时不宜饮茶

茶叶中含有茶碱、咖啡因,具有兴奋中枢神经、增强血液循环及促进心跳加快的作用。发烧时饮用茶水,会使患者的体温升高,病情进一步加重。另处,茶水中的多酚有收敛作用,会影响肌体排汗,妨碍正常散热,体热若得不到应有的散发,就难以及时降低体温,影响病体的恢复。因此,发烧时不宜饮茶,应多喝一些温开水。

9. 醉酒慎饮茶

茶叶中的咖啡碱具有兴奋神经中枢的作用,醉酒后喝浓茶摄入大量的咖啡因会加重心脏负担,咖啡因还有加速利尿作用,使酒精中有毒的醛尚未分解就从肾脏排出,对肾脏有较大的刺激性而危害健康。如果需要饮茶解酒，可倒掉第一、二道茶，减少咖啡因摄入，同时保证茶多酚的摄入，茶多酚具有护肝、清除自由基的作用。

10.不宜喝茶的人群

有些疾病患者或处在特殊生理期的人就不适合饮茶。

脾胃虚寒者不要饮浓茶，尤其是绿茶。因为绿茶性偏寒，并且浓茶中茶多酚、咖啡碱含量都较高，对肠胃的刺激较强，对脾胃虚寒者均不利。

缺铁性贫血患者不宜饮茶。因为茶叶中的茶多酚很容易与食物中的铁发生反应，使铁成为不利于被人体吸收的状态。这些患者所服用的药物多为补铁剂，它们会与茶叶中的多酚类成分发生络合等反应，从而降低补铁药剂的疗效。

活动性胃溃疡、十二指肠溃疡患者不宜饮茶，尤其不要空腹饮茶。主要原因是茶叶中的生物碱能抑制磷酸二酯酶的活力，使胃壁细胞分泌胃酸增加，胃酸一多就会影响溃疡面的愈合，加重病情，并产生疼痛等症状。

习惯性便秘患者也不宜多饮茶，因为茶叶中的多酚类物质具有收敛性，能减轻肠蠕动，这可能加剧便秘。喝淡茶，以粗茶（茶多酚含量少，纤维素含量高）为主，会对便秘有所裨益。

处于经期、孕期、产期的妇女最好少饮茶或只饮淡茶。茶叶中的茶多酚与铁离子会发生络合反应，使铁离子失去活性，这会使处于"三期"的妇女易患贫血症。茶叶中的咖啡因对中枢神经和心血管都有一定的刺激作用，加重妇女的心、肾负担。孕妇吸收咖啡因的同时，胎儿也随之被动吸收，而胎儿对咖啡因的代谢速度要比大人慢得多，这对胎儿的生长发育是不利的。妇女在哺乳期不能饮浓茶,首先是浓茶中茶多酚含量较高,一旦被孕妇吸收进入血液后,会使其乳腺分泌减少;其次是浓茶中的咖啡因含量相对较高,被母亲吸收后,会通过哺乳而进入婴儿体内,使婴儿兴奋过度或者发生肠痉挛。妇女经期也不要饮浓茶。茶叶中咖啡因对中枢神经和心血管的刺激作用,会使经期基础代谢增高,引起痛经、经血过多或经期延长等。

11. 茶叶中氟元素的利和弊

氟是人体的必需微量元素,主要集中在骨骼、牙齿、指甲和毛发等,尤其以牙釉质中含量最多。人体对氟的需求量极为敏感,满足人体生理需要的量与导致氟中毒的量相差不大。

据卫生部调查,我国大部分地区和城市的饮用水氟含量低于 $0.5\mu g/g$,而茶汤中的氟含量可达 $5\mu g/g$。所以,经常饮茶可以弥补饮水缺氟的状况,从而起到预防龋齿等作用。流行病学调查和临床试验证明,在许多地方儿童及成年人适量饮茶可有效降低龋齿发病率。当然,茶叶中具有防治龋齿效果的不仅仅是氟,茶多酚类物质也发挥了重要作用。据曹进等的研究,茶叶中的儿茶素,对变形链球菌的生长抑制率可达 68.12%。他们以乌龙茶为基料配制成 1% 的健齿茶,可有效抑制变形链球菌的 GTF 酶活性,使细菌丧失致龋力。

然而,如果摄入的氟过量,则会引起人体氟中毒,出现氟斑牙、氟骨病等症状,同时还可使肾脏等多种内脏功能受到影响。茶叶中的氟对人体健康的作用到底如何,关键是氟含量的高低和摄入量的多少。大量的测定数据表明,以大部分茶叶的氟含量,一般情况下不至于造成对健康的危害,有问题的主要是砖茶以及采用煮熬泡制的饮茶方式。粗老茶叶中的氟含量确实太高,大量饮用这类茶有可能导致过度摄入氟元素。长时间熬煮的泡茶方式,使氟的浸出率提高,这也是边疆牧区人们较多发生氟中毒的原因之一。

为了解决茶叶高氟所造成的饮茶负面效应,可以从以下几方面努力:①选育低氟富集特性的茶树品种;②适当提高黑茶制茶原料的嫩度;③加工过程中采取除氟工艺也可有效降低氟含量,如高夫军等的试验结果为,茶叶加工中把揉捻叶用 60℃ 的水处理 1 分钟,茶叶中的氟含量可显著下降,而茶叶品质成分损失不大;④适当缩短煮茶时间,以减少氟的浸出率;⑤研制高效安全的除氟添加物也是解决高氟问题的有效方法,对此已有初步成果,如蛇纹石、复合化学除氟配方等能够消除 20%～40% 的可溶性氟。

在饮用砖茶等粗老茶时,采取上述方法,一般就可有效预防饮茶型氟中毒。对于其他茶类,目前还未见有饮茶型氟中毒的报道,相反,适度饮茶有利于口腔和牙齿的卫生保健,所以可以放心饮用。

12. 饮茶与服用药物的关系

从中医的角度看,茶本身就是一味中药,它所含的黄嘌呤类、多酚类、茶氨酸等成分,都具有药理功能,它们也可以与体内同时存在的其他药物或元素发生各种化学反应,影响药物疗效,甚至产生毒副作用。所以,这一问题历来为医家和患者所关注。根据有关文献报道,在服用以下药物时,应禁茶或避开饮茶时间。

中药:中药汤剂和中成药组方的治疗效果是药物中多种成分在一定比例下的综合作用,因此,除特别医嘱或特殊情况下需用茶冲服(如川芎茶调散)外,一般内服汤剂和中成药时均不宜饮茶,以免茶中的一些成分与中药有效成分发生反应或改变其配伍平衡。

含有金属离子的药物,特别是补铁药物:茶叶中的多酚类可与三价铁离子发生络合反应生成难溶性沉淀物,从而影响铁剂的吸收和疗效。所以,在服用硫酸亚铁、富马酸亚铁、乳酸亚铁、枸橼酸铁铵等补铁的药物时,应禁茶。此外,茶多酚类还可与钙剂类(葡萄糖酸钙、乳酸钙等)、铋剂类(碳酸铋等)、钴剂类(维生素 B_{12}、氯化钴等)、铝剂类(胃舒平、硫糖铝等)、银剂类(矽炭银等)等药物相结合,在肠道中产生沉淀,不仅影响药效,而且会刺激胃肠道,引起胃部不适,严重时还可引起胃肠绞痛、腹泻或便秘等。

抗生素类、抗菌类药物:茶叶中的多酚类在肠道内可能会对四环素、氯霉素、红霉素、利福平、强力霉素、链霉素、新霉素、先锋霉素等药物发生络合或吸附反应,从而影响这些药物的吸收和活性。喹诺酮类抗菌药物(如诺氟沙星、培氟沙星等)中含有与茶碱和咖啡碱相同的甲基黄嘌呤结构,其代谢途径类似,所以,在服用这些药物时饮茶,茶叶中的咖啡碱和茶碱会干扰体内茶碱和咖啡因的代谢平衡,致使血液中药物浓度上升,半衰期延长,造成人体不适。所以,在服用上述抗生素和喹喏酮类抗菌药物时,也不宜饮茶。

胃蛋白酶片、胃蛋白酶合剂、多酶片、胰酶片等助消化酶药物:茶中的多酚类物质能与助消化酶中的酰胺键、肽键等形成氢键络合物,从而改变助消化酶的性质和作用,减弱疗效,故不宜用茶水送服这些药。

解热镇痛药：安乃近及含有氨基比林、安替比林的解热镇痛药（PPC、散痛片、去痛片等）可与茶中的多酚类发生沉淀反应而影响疗效，故应避免用茶水送服。然而，用热茶送服乙酰水杨酸（阿司匹林）、对乙酰氨基酚（扑热息痛）及贝诺酯等药物，则可以增强它们的解热镇痛效果。

制酸剂：由于茶叶中的多酚类可与碳酸氢钠发生化学反应使其分解，与氢氧化铝相遇可使铝沉淀，故在服用碳酸氢钠、氢氧化铝等药物治疗胃溃疡时，应忌茶。同时，还由于西咪替丁可抑制肝药酶系列细胞色素 P450 的作用，延缓咖啡因的代谢而造成毒性反应，所以在服用西咪替丁治疗胃溃疡时，也不能饮茶。

单胺氧化酶抑制剂：此类药物较常用的有苯乙肼、异唑肼、苯环丙胺、利血平（优降宁）、呋喃唑酮和灰黄霉素，其中苯乙肼、异唑肼、利血平（优降宁）和呋喃唑酮可透过血脑屏障抑制儿茶酚胺的代谢，促进脑内环磷腺苷（cAMP）的合成；而咖啡碱、茶碱可抑制细胞内磷酸二脂酶的活性，减少 cAMP 的破环，从而易造成严重高血压。故在服用上述单胺氧化酶抑制剂时，不宜大量饮茶。

腺苷增强剂：双嘧达莫（潘生丁）、地拉草、六甲氧苯啶（优心平）、利多氟嗪和三磷酸腺苷可通过增加血液和心肌中的腺苷含量发挥扩冠作用。咖啡碱和茶碱能对抗腺苷的作用，故用上述腺苷增强剂防治心肌缺血时应禁茶。

抗痛风药：抗痛风药别嘌醇是体内次黄嘌呤的同分异构体，两者均可被黄嘌呤氧化酶催化，前者生成别嘌呤，后者生成尿酸。别嘌醇能与次黄嘌呤竞争黄嘌呤氧化酶，从而抑制尿酸合成,降低尿酸的血浓度,减少尿酸盐在骨、关节和肾脏的沉积,故可治疗痛风。有文献认为,饮茶会降低别嘌醇的药效,可能与茶中所含黄嘌呤类化合物在体内经黄嘌呤氧化酶催化生成甲基尿酸有关。

镇静安神类药物:茶中所含的咖啡碱、茶碱、可可碱可兴奋大脑中枢神经,在服用甲丙氨酯(眠尔通)、氯氮䓬(利眠宁)、地西泮(安定)等镇静、催眠、安神类药物时饮茶,会抵消这些药物的作用,故在服用此类药物时不可饮茶。

其他:茶多酚类可与维生素 B_1、氯丙嗪、次碳(硝)酸铋、氯化钙等生成沉淀。生物碱类药物如小檗碱(黄连素)、麻黄碱、奎宁、士的宁,苷类药物如洋地黄、洋地黄毒苷、地高辛以及活菌制剂乳酶生,亦可被茶多酚类沉淀或吸附。所以,服用上述药物时也应禁茶。饮茶对许多药物的影响尚不明了,源源不断投入使用的新药与茶叶成分的关系还有待研究和观测,所以,在服用药物时应慎对饮茶。

对某些疾病患者来说,即使不服用上述药物,一般情况下也不宜饮茶或只少量饮淡茶,如失眠及神经衰弱者、活动性胃溃疡和十二指肠溃疡患者及缺铁性贫血患者等。习惯性便秘患者也不宜多饮茶,因为茶叶中的多酚类物质具收敛性,能减轻肠蠕动,这可能加剧便秘。高血压及心脏病患者饮茶过度有可能使血压增高、心率加快,对病情不利。

13.茶与食物营养成分的相互作用

茶叶中的许多成分都是人体所必需的营养成分,人们可通过饮茶而摄取维生素、矿物质、蛋白质、氨基酸等。然而,由于茶叶中存在大量的多酚类、生物碱等,它们在一定条件下会与同时摄入体内的其他营养物质相互影响或发生反应,从而影响其活性或吸收,有的还可能导致毒副反应,或助长体内结石等。所以,有必要注意茶叶活性成分与人体内其他营养成分之间的相互作用问题。

在一定条件下,茶叶中的多酚类物质可以与蛋白质发生沉淀反应,从而降低人体对蛋白质养分的吸收。茶叶中的多酚类、皂苷、生物碱等物质还能显著影响人体脂类代谢。例如,连续 6 周每天饮用 8g 乌龙茶,使受试的单纯性肥胖成年人的皮下脂肪厚度减少 13%,体重明显减轻;日本科学家的研究结果是,茶叶中的儿茶素可以减少人体摄入脂肪在小肠内的吸收。据相关研究认为,茶多酚类能与三价铁离子反应,生成不溶性沉淀物,降低人体对铁的吸收和利用。事实上,用酒石酸铁法测定茶多酚含量就是利用茶多酚与三价铁之间的这种反应。

这些问题对健康的影响是双重的:一方面,它们可以防止肥胖,使之成为茶叶保健功能的基础之一;另一方面,它会造成营养不良,尤其是对某些人或在某些情况下,可能引起缺铁性贫血和其他营养不良。

了解了产生上述问题的原因和机制后,只要我们不在用餐期间或靠近用餐的前后时间内饮茶,这些负面效应是完全可以避免的。对这些问题的处理,还须灵活掌握,不能一概而论。对已患有结石症的人来说,必须避免在饮茶同时摄入高钙食品;对普通人来说,虽没有产生结石的危险,但最好也不要在饮茶的同时饮用牛奶等食品;对那些需要减肥的人来说,如果已进食含有太多脂肪和蛋白质等的食物,适当饮茶可降低脂肪和蛋白质的吸收,那就不必太在乎控制饮茶的时间和数量了。

14.饮茶与人体铁营养

铁是人体必需元素,铁不足将导致缺铁性贫血。人体摄入铁的食物来源主要是肉、鱼、豆类及蔬菜等。饮茶与铁营养关系较为密切。20世纪70年代,研究得出,进食前后大量饮茶可导致铁吸收率下降达60%。血清中铁蛋白水平与进餐时饮茶量呈负相关。国内也有因过度饮茶而导致缺铁性贫血的病例发现。饮茶导致缺铁的机制主要是茶多酚类物质在胃中与三价铁离子形成不溶性沉淀物,同时大量多酚类的存在抑制了胃肠的活动,进而减少对铁等营养元素的吸收。

饮茶与铁营养的关系,也有相反的研究结果。日本的原田契一博士通过对数十例患者的研究得出,绿茶不但不会影响人体对铁剂硫酸亚铁的吸收,甚至还有利于铁的吸收,能促进其补血的作用。他认为,这种促进作用可能归功于茶叶中的叶绿素、维生素等物质对铁吸收的促进。

通过对国外文献的综述表明,饮茶对铁储存充足(以血清铁蛋白浓度为指标)的西方人群的铁营养状况影响不大,而对铁营养状况处于临界水平的人群,饮茶与铁营养状况似乎呈负相关。

综合各方面资料,我们认为茶中酚类物质能与三价铁离子络合成不溶性物质,这是导致饮茶抑制铁吸收的主因。然而这种反应只对非血红素铁起作用,对血红素铁不起作用。此外,由于维生素 B_{12} 与红血细胞形成有关,而茶多酚与维生素 B_{12} 之间存在络合现象,这也可能是助长缺铁性贫血的机制之一。另一方面,茶叶中还存在大量的维生素 C 等成分,它们有促进铁吸收的作用。因此,茶与铁的关系,要从各因子的平衡综合考虑。

一般认为,如果饮食中富含鱼肉,由于富含血红素态的铁,所以进餐前后饮茶问题不大;而对以素食为主的人群,其食物中铁含量较少,在这种情况下,进食前后饮茶就有可能导致对铁吸收的减少。为防止缺铁性贫血,我们提倡避开用餐时间饮茶,孕妇、幼儿等特殊人群宜少饮茶、不饮浓茶。

第四节 茶 灸

茶灸,借茶热气,通过经络或穴位,激发人体免疫功能,令身心平衡。茶灸以热为阳,以茶为涤,兼通络、升阳、去浊为一体,简便易行,经济大众。

针灸看似易,用其难。茶灸则不然,黎民百姓,老幼妇孺皆可得,实乃天地恩惠苍生之法。明代医家李梴所著《医学入门》云:"药之不及,针之不到,必须灸之。"茶灸是不用针,不用药,以平凡而不平庸的饮茶方法,实现"灸"之目的,促进人身心平衡。

茶灸包括"选茶""沏茶""灸经脉"和"灸脸面"四道程序。

1. 选茶

茶灸最好用有机茶。有机茶除了人们知道的"不施化肥,不洒农药"之外,茶的生长环境和生产场地必须远离污染;产品不能有任何添加剂;土地各种元素含量必须符合国家规定的标准。总之一句话:有机茶是严格按照国家认证标准生产出来的安全食品,没有人为或自然产生的有害成分。

当代社会,许多食物与"四害"有关,即化肥、农药、激素、抗生素。茗茶,是清洗身心的最后防线,绝不可再有污染。有机茶可生正气，《黄帝内经》云："正气存内，邪不可干。"故唯有机茶可做茶灸之用。

2. 沏茶

上士沏茶，中士泡茶。"沏"与"泡"字有别。沏茶是以水"切茶"；泡茶是以水"包茶"。沏茶，香气本色，透人肺腑；泡茶，熟汤之气，茶味已乏。

茶水不宜太浓，以防茶醉；茶不宜多，太过停饮，或致胃寒。

沏茶之功在于醒茶。茗茶中放少许清水，"木遇水则活"，清水使茗茶舒展，如梦中醒来。醒茶以弯曲不折为度，不可太过，也不可不足。不足，茶体不通，汁液难出；太过，茶已发酵，栗香失散。所醒之茶在冰箱冷藏，但不要过夜。

烫水沏醒茶，方有沏茶之功。水落汤出不宜停留，即时入杯。烫水沏茶，水温剧增，茶体膨胀，汁液浸出。既不伤茶体，又出鲜汁。

如此沏茶，可用三遍。

3. 灸经脉

茶灸之法，以牙为针，借茶热气，刺激人之经脉。成年人约有 32 颗牙齿，如银针般自然镶在头部，与神经系统相连，故牙痛时心脑俱裂。以此道理，热茶灸牙，气浴百脉，扶正祛邪，可致阴阳平衡也。

茶灸，先关门窗，以利阳气裹身不破。饮茶时，人可端坐，也可站立。"坐灸"上身先热，"立灸"全身通热。年老体弱者以"坐灸"为宜，不可久站，避免晕眩。灸者，手捧保温杯不放，意在一鼓作气喝完热汤。右手扶杯，左手托底，茶汤虽热，不伤手掌。杯口近脸，热气熏面，有明目、润肺、养颜之功。茶汤点滴小口饮入，热灼齿龈。水不宜过热，以不伤口腔为界。牙乃骨质带有石性，导热最快。热茶先在左边牙缝间涮动，牙龈即出现针灸时的"酸、麻、胀"，一股热流由左颧上冲于脑；次口，将茶汤移至右牙间，一股热流由右颧上冲于脑；再次，茶汤移至门牙。来回变换，尤其在病牙处多停留，以发散病气，养龈固齿。如遇天热之时，顷刻汗流如洗；天凉时，可穿着保暖，有小汗和微汗。脑中浊物随汗出，头轻目明。一杯尽，停一刻，待体内水分气化，再用次杯。如此茶灸不过三杯。

茶灸时闭目养神，自然呼吸，带动全身乃至毛孔，汗出为佳。趁汗出，用木梳从前向后刮头，乃至两鬓。痛处多刮。疹出即毒火祛也。汗消退，茶灸毕。

茶灸，功在以牙为针，30多颗"针"同时"灸头"，力牵全身。人体十二正经中有八经，奇经八脉中有七脉直接通过头部，间接联系全身经脉。故茶灸，灸百脉也。

《本草纲目》写到茶："温饮，则火因寒气而下降；热饮，则茶借火气而升散。"热饮升散气化，利大于弊；"茶灸"以热为力，温水无此效果。

茗茶灸牙，齿热如针灸髓海。热必生风，掀起波澜，摧枯拉朽，荡涤污浊。泪出，脑中肝脉通；舌滑，脑中心脉通；涎出，脑中脾脉通；涕出，脑中肺脉通；咸出，脑中肾脉通。五脉畅通，头清目明。日日清明，一年长青；年年清明，"久视长生"。

牙热通脑，引阳气上行于督脉，髓海振奋，脊背清爽。有升必降，浊物自然注于二便。

茶灸以寅时（3—5时）为佳。寅为一日之首，阳气未到，阴气未退。此时醒脑，百脉始于清阳之气，全天振奋。门窗不漏，内外阳气融合一体,善静者,在浑然一体中修补缺憾;善动者,在浑然一体中回归宁静。动静皆在自然之中,不拘泥,不执着。除寅时茶灸外,渴即茶灸;不渴不必为灸而饮。

4.灸脸面

(1)熏脸面。分五部:上心,下肾,左肝,右肺,中间脾胃。以绿茶之热气熏脸面,与体内茶汤呼应,外熏肌肤,以应内脏,两者交融,令人心怡。

(2)熏目。杯口先贴近左目。眼自然睁开,虚视茶水,视而不见,切不可用力。待眼热时,换为右目。常做于脏腑有利,更对去眼病乃至预防大有益处。

(3)熏山根。《东医宝鉴》卷一云:"印堂之下曰山根,即两眼之间。"杯口贴近山根,感觉热时,心脑顿时敞亮,昏闷浊气渐散。常做可荡涤心浊,换得清静。

(4)熏下颌。杯口贴近下颌,感觉热时,口中肾水上涌,甜而不咸,实乃正气也。常做可固肾。

(5)熏鼻。杯口贴近鼻时,头部肌肤乃至脑髓均有热感,此乃脾醒也。常做可健脾。

烫茶倒入水杯,水占四分之三,留出空档,以生蒸汽。先使热气熏脸,按左眼一、右眼二、山根三、下颌四、鼻五之顺序依次进行。之后热汤灸牙。

灸脸面以热为界,即时更换部位,避免烫伤。熏过部位,及时用软毛巾擦去水珠,以防寒气乘热而入。

常灸脸面,除安五脏之外,可明目、养眉、润肤,令面色逐渐变得"白绢裹朱砂"、平和亮丽。

第五节　茶之水、具和法

　　科学饮茶应该注意采用准确的泡茶用水、茶具和泡茶方法，将茶叶中的营养物质充分释放出来，让人既品赏到茶的色香味，饮用的茶汤又营养健康。

一、茶之水

　　茶叶中对人体有益物质的溶出，茶汤的滋味、香气、色泽，都必须通过用水冲泡后来品尝、获得，因此"水为茶之母"。明代的许次纾在《茶疏》中说："精茗蕴香，借水而发，无水不可与论茶也。"明代张大复在《梅花草堂笔谈》中说："茶性必发于水，八分之茶，遇十分之水，茶亦十分矣；八分之水，试十分之茶，茶只八分耳。"可见，水质能直接影响到茶质，若泡茶水质不好，就不能很好地反映出茶叶的色、香、味，尤其是对滋味的影响最大。

　　根据水中所含钙、镁离子的多少，可将天然水分为硬水和软水两种，即把溶有比较多量的钙、镁离子的水叫作硬水，把只溶有少量或不溶有钙、镁离子的水叫作软水。饮茶用水，以软水为好。软水泡茶，茶汤明亮，香味鲜爽；用硬水泡茶则相反，会使茶汤发暗，滋味发涩。如果水质含有较大的碱性或是含有铁质的水，就会促使茶叶中多酚类化合物的氧化缩合，导致茶汤变黑、滋味苦涩，而失去饮用价值。

　　因此，一般泡茶用水要求清洁，无异臭和异味，水的硬度不超过 8.5 度，色度不超过 15 度，pH 值在 6.5 左右，不含有肉眼所能看到的悬浮微粒，不含有腐败的有机物和有害的微生物，浑浊度不超过 5 度,其他矿物质元素含量均要符合我国"生活饮用水卫生标准 GB 5749—2006"的要求。

山泉水是位于无污染山区的天然泉水,处于流动状态,经过地下深层砂石的自然过滤,有机物含量低,含有一定的微量元素,味道甘美,水质稳定度高,冲泡茶叶能保持茶叶的真香、原味,喝起来很可口,使茶叶中的活性成分能保持不变,最适合作为泡茶用水。井水属于地下水,与山泉水一样受到地层环境影响,一般深井较少受地面污染影响,水质比浅井好,应取附近地区未曾发生污染事件的井水泡茶为宜。人工制造的纯水,水质绝对纯正,对茶汤的品质无增减作用。矿泉水是采自地下深层流经岩石并经过一定处理的饮用水,含有一定的矿物质和微量元素。自来水是生活中最常见水,由于自来水含氯,不适合直接取用泡茶。因此,在使用自来水泡茶之前,需经过除氯和过滤,可以直接将自来水煮沸 5 分钟即可除氯,或者将自来水存在无盖的容器中静置一天,氯气会自然散去。另外,还可用滤水器过滤自来水,以保证泡茶用水的纯净。总之,常用泡茶水质优劣的顺序依次为:泉水、井水、矿泉水、纯净水、自来水。

二、茶之具

"器为茶之父",不同的茶叶要通过不同的茶具体现出茶汤品质的好坏,充分反映出茶汤的滋味、香气和色泽,因此选对茶具对于充分体现茶叶的品质十分重要。泡茶的器皿品种繁多,不胜枚举。本文将介绍能较好体现茶叶品质的家庭常见茶具。

1.瓷器

我国为千年瓷都,生产的瓷器价廉物美,表面光洁,不与任何物质起化学反应,耐酸、耐碱、耐高温,同时也能看出茶汤的色泽,是最理想的泡茶器皿。瓷杯尤其是瓷盖碗适合冲泡各种茶叶,如绿茶、红茶、乌龙茶、白茶、黄茶和黑茶。

2.玻璃器皿

玻璃器皿与瓷器一样,不与化学物质反应,能看出茶汤色泽,但要选用耐温的玻璃杯才行。玻璃器皿适合冲泡绿茶、红茶、白茶和黄茶。

3.陶器皿

古人认为宜兴陶器最优,以紫砂壶为最高贵,能耐温,保持茶香。陶器适合冲泡红茶、乌龙茶和黑茶。

4.不锈钢保温杯、有机玻璃或塑料杯

这类器皿用作茶具会影响茶叶的色、香、味,但是携带方便,一般建议携带去掉茶叶的茶水较好。

三、泡茶之方法

1.茶水比

在冲泡过程中,茶量和用水量的多少与水浸出物的含量和茶汤滋味的浓淡都很有关系。就水浸出物的含量来说,若用茶量相同,冲泡时间相同,因用水量不同,其水浸出物的含量不同。水多则水浸出物含量低,水少则含量高;就汤味来说,茶多水少,则汤浓;反之,茶少水多,则汤淡。国际上审评红绿茶,一般采用的茶水比例为1∶50。但审评岩茶、铁观音等乌龙茶,因品质要求着重香味并重视耐泡次数,用特制钟形茶瓯审评,其容量为

110ml,投入茶样 5g,茶水比例为 1∶22。尤其要注意每次冲泡一定要喝多少、冲多少,不要留下茶汤一直在茶杯或者茶壶中,会影响茶汤的滋味和颜色。表 5-2 是一般茶类冲泡的茶水比的经验建议。

表 5-2　不同茶类泡茶的茶水比

茶　类	茶水比
名优茶(绿茶、红茶、黄茶、花茶)	1∶50
茶多酚含量低的名优茶(安吉白茶、太平猴魁)	1∶33
大宗茶(绿茶、红茶、黄茶、花茶)	1∶75
普洱	1∶(30～50)
白茶	1∶(20～25)
乌龙茶	1∶(12～15)

2.水温和时间

一般杯泡绿茶、红茶、黄茶、茉莉花茶,冲泡 2～3 分钟饮用最佳,当茶汤为茶杯 1/3 时即可续水。一般白茶、乌龙茶用壶或盖碗泡,首先需要温润泡,然后第一、二、三、四泡依次浸泡茶叶约 1′、1′15″、1′40″、2′15″。一般普洱茶用大壶焖泡法,视温润泡汤色的透明度可进行 1～3 次温润泡。然后冲泡,当茶汤呈葡萄酒色,即可分茶品饮。表 5-3 是常见茶类的冲泡温度经验建议,大家泡茶还需要根据实际情况再调整,总之通过茶水比、水温、冲泡时间三个要素的综合把握,找到泡出一杯茶味饱满、茶香持久的边茶的最佳条件。在不断地泡茶中积累经验,最终才能一直处在泡出好茶的状态。

表 5-3　不同茶类泡茶的水温

茶类	水温(℃)
安吉白茶、太平猴魁	第一泡 60～65
一般名优茶	80～85
黄茶	85～90
花茶、红茶	95
普洱茶	沸水
轻发酵乌龙茶	85～90
重发酵重焙火乌龙茶	90～100

3.常见茶的冲泡和品饮方法

这里介绍的茶叶冲泡方法为家庭和办公室最方便和简易的方法,和茶叶审评方法以及茶艺表演有所不同。

(1)名优绿茶的冲泡。

我国是一个绿茶生产和消费国,名优绿茶品种繁多,其采摘标准和加工工艺均不同。所以,冲泡名优绿茶的水温应根据所冲泡茶叶的嫩度与肥壮程度、饮茶时周围的气温、投茶的方式和品饮者的爱好习惯而有所不同。茶叶嫩度好,冲泡水温应低;茶叶成熟度增加,水温相应提高。一般来说,用单芽和一芽一叶初展制成的细嫩芽叶,冲泡的水温宜控制在 75～85℃,如特级碧螺春、特级南京雨花茶等;一芽一、二叶初展的茶叶,水温宜在 85～95℃;一芽二叶的茶叶,水温控制在 95～100℃较好;同样嫩度的茶叶,肥壮的比细秀的泡茶水温稍高 2～3℃。而日本的高级玉露茶,因其采用细嫩原料蒸汽杀青,长时磨炒加工,细胞破碎率高,所含氨基酸高,为品出其特有的鲜味,宜采用 50℃左右的开水冲泡,中级煎茶用 60～80℃的开水冲泡,一般香茶则用 100℃开水冲泡。

饮茶时,环境温度低于正常室温(25℃)5～6℃,冲泡水温应相应地比常温提高5℃左右。同样嫩度的茶叶上投法可比下投法水温略高一些。泡茶水温的掌握是茶水良好色泽形成和内质香气充分发挥的关键,也是泡茶者必须掌握的基本知识。同一只茶,采用不同的水温进行冲泡,其品质在一定的范围内会发生变化,风格略有不同。根据这一特点,泡茶者可根据品饮者的爱好调整泡茶用水的水温。

下面介绍4只代表性名优绿茶的冲泡水温与时间。开化龙顶冲泡条件为100℃,5分钟;西湖龙井和羊岩勾青100℃,3分钟;而南京雨花茶80℃,4分钟。总之,不同造型的茶,由于其嫩度、形状和观赏性的不同,在茶具的选择上,名优绿茶外形漂亮,一般采用玻璃杯即可。黄茶、白茶的冲泡方法可以参考绿茶品饮方法。

(2)红茶冲泡方法。

冲泡工夫红茶时一般选用紫砂、白瓷和白底红花瓷茶具。茶和水的比例在1∶50左右,泡茶的水温在90～95℃。冲泡工夫红茶一般采用壶泡法,首先将茶叶按比例放入茶壶中,加水冲泡,冲水后须马上加盖,以保持红茶品质的芳香。冲泡时间在2～3分钟,然后按循环倒茶法将茶汤注入茶杯中并使茶汤浓度均匀一致。品饮时要细品慢饮,好的工夫红茶一般可以冲泡2～3次。泡茶时,如果时间太短,茶汤会淡而无味,香气不足;如果时间太长,茶汤太浓,茶色过深,茶香也会因飘逸而变得淡薄。茶汤的滋味会随着冲泡时间延长而逐渐增浓,在不同时间段,茶汤的滋味、香气也会不同。

实验表明,用沸水泡工夫红茶时,首先浸出物是维生素、氨基酸、咖啡碱。大约 3 分钟后,茶汤滋味有鲜爽醇和之感,但缺少刺激味,随着茶叶浸泡时间的延长,茶叶中的茶多酚类物质陆续被浸泡出来,大约浸泡 5 分钟后,茶汤鲜爽味减弱,苦涩味相对增加。所以,冲泡红茶头泡茶以冲泡 3 分钟左右饮用为好。从第二泡起,每一泡增加 15 秒左右,这样可使茶汤浓度大致相同。目前我国红茶的采摘原料越来越细嫩,所以对于高档工夫红茶可以采用玻璃杯泡茶方法。壶泡法也适合泡高档工夫红茶。

红碎茶冲泡和工夫红茶不同,因为红碎茶滋味特点为浓、强、鲜,所以 3.0g 茶样冲泡 150ml 沸水,冲泡 5 分钟后可以加奶或不加奶饮用。加奶量为汤量的 1/10 左右。

(3)乌龙茶冲泡方法。

乌龙茶采用高温冲泡,一般选择紫砂壶或瓷质盖碗,也可采用小型瓷质茶壶。其一是因为乌龙茶叶子大,用玻璃杯欣赏叶底不美观;其二是紫砂壶或瓷质盖碗保温性优于玻璃杯,所以乌龙茶冲泡不建议用玻璃杯。乌龙茶冲泡首先要润茶,时间为 3~5 秒,其目的是使茶叶能够温热而稍稍舒展,使第二次加水后茶香和滋味物质能尽快溶出。熔火型乌龙茶因加工时有"炖(吃)火"这一工序,头泡常感火候饱足,到第二、三遍才开始露香,故要冲泡几遍才能辨别香气高低与持久性。

泡乌龙茶时茶与水的比例控制在 1:(20~30),第一次冲泡时间为 1 分钟左右,以后每增加一泡增加 15 秒左右。茶汤需要从壶或者盖碗中过滤到公道杯,然后小口品饮。根据用茶的量,每壶可冲泡次数不同,一般来说,高档冲泡 6~7 次,中档冲泡 4~5 次,低档冲泡 2~3 次。

如果在炎热的夏天,冰乌龙茶是一种很好的清凉消暑饮料,而且口感特别地好,甘爽中带有丝丝花香。选用轻发酵的乌龙茶,按1∶60左右的茶水比,选用大小合适的瓷质容器,用热水冲泡(85～100℃)3～5分钟,过滤。可冲泡两次,将第一次冲泡的茶汤与第二次的合并,盛于容器中放置于冰箱,饮用时取出。

(4)黑茶冲泡方法。

黑茶依外形有紧压茶和散茶之分,对于紧压茶首先要醒茶。短期内要喝的茶放入紫砂罐或牛皮纸袋中醒茶3个月至半年,最好定期将茶倒出翻一次,装茶量不超过容器的2/3。醒茶时要注意避光和避异味,保持必要的环境温度,相对湿度则应比传统仓储相对湿度(60%～80%)低。对于散茶可以直接取用,无需醒茶。投茶量可根据自己的口感进行调整,一般生茶7g左右,时间短的生饼5g左右,年份较长的生茶9g左右,熟茶一般6～10g。壶容量为100～120ml。

具体泡茶方法如下:开水淋壶后在壶温未退时投茶,加盖轻轻摇动使茶吸入热气,一可提香,二可洗茶,醒茶时效果更佳。这时掀盖闻茶香,同时也可以辨别茶的优、伪或劣。接着是洗茶,用沸水悬壶急冲至水溢出壶面,撇去悬浮表面杂质,略微晃动即可出水,至壶内无水。茶汤需要从壶或者盖碗中过滤到公道杯,然后小口品饮。根据茶的用量和原料,每壶冲泡次数不同。普洱茶冲泡器具可以为土陶瓷壶、紫砂壶和盖碗杯。另外,黑茶也可采取煮渍法泡茶,如茯砖、青砖、花砖、米砖、康砖、金尖等,如果条件不容许,上述茶叶均可以采用沸水冲泡法。冲泡法多用于湘尖、六堡茶、紧茶、饼茶、沱茶等。

　　健康是人类永恒的话题，真正的健康是身与心的共同健康。唐人刘贞亮有《茶十德》：以茶尝滋味，以茶养身体，以茶驱睡气，以茶散郁气，以茶养生气，以茶除病气，以茶利礼仁，以茶表敬意，以茶可雅心，以茶可行道。饮茶皆有养身和养心之用，科学饮茶为了养身，更要放松精神，怡养心性，在泡一杯茶、品一杯茶中，更多地享用茶的妙处。

第六章　茶的妙用

　　中国茶叶流通协会报告,2015 年,我国 18 个产茶省茶园面积共计 4316 万亩,其中采摘面积约 3387 万亩,同比增加 228 万亩,增长 7.22%。根据国际茶叶委员会统计数据,全国人均茶叶消费量为 0.95kg 左右,以现在人口统计,我国至少有 120 多万吨的茶叶直饮刚性需求。2015 年,我国茶叶消费群体为 4.71 亿人,主要消费群体为男性,30 岁以上人群普及率更高;随着茶叶消费格局的调整,国家文化产业政策的出台,健康、科学的饮茶理念为更多不同消费者所接受,习茶、饮茶之风也正在通过进校园、社区、机关等方式,逐渐影响年轻一代,便捷、新颖的茶产品更为白领和高端消费群体所认同,尤其吸引了更多的女性群体和年轻人。

　　进入 21 世纪以来,酶技术、高通量药物筛选技术、逆流提取、膜和层析分离技术已经被广泛应用到茶多酚、茶黄素、茶氨酸和咖啡碱等茶的次生代谢产物的分离纯化中;分子结构分析和鉴定技术创新使新物质不断被发现,至今发现茶的化学物质已有 1400 多种,茶的营养和健康机制在全球科学家共同努力下不断推陈出新,研究深入到分子信号传导等基因水平。茶叶深加工产品开发也取得了大量成果,食品、保健品和药品层出不穷,产业体现了茶叶由传统饮料向食品、医药、日用化工领域渗透的趋势,可供消费者选择的产品更加丰富多彩,基本可以做到 24 小时生活不缺茶。

第一节　茶的药品和保健品

一、茶的药品

近 50 年间，全球报道了大量的医学科研成果，儿茶素已经被开发成临床药物，如降血压的 γ-氨基丁酸酯粉末茶；防止花粉症的杉树叶与绿茶混合制成的杉茶；对心血管病伴高纤维蛋白原症及高血脂、肿瘤放化疗所致的白细胞减少症有治疗作用的"亿福林"心脑健胶囊。另外，2001 年京都大学再生医科学研究所用绿茶中提取的高纯度多酚来保存动物的组织和内脏器官，有利于器官移植等手术的成功。而茶多酚新药 Veregen 更是一个典型的案例。

20 世纪 90 年代，中国医学科学院程书钧院士科研小组针对儿茶素的抗诱变作用进行了各种肿瘤、免疫、炎症、增生、基因等多方面的试验，最后把目标框定在抗 HPV 病毒上面，HPV 的第 6 和第 11 型是引发尖锐湿疣的元凶，而尖锐湿疣是一种很难根治的常见病。目前，欧洲有 1400 万、北美有 1500 万尖锐湿疣患者，临床试验结果表明，以儿茶素为主要成分的 Veregen 在治疗尖锐湿疣方面具有非常明显的疗效，在中国进行一期临床试验的结果发现儿茶素药膏对尖锐湿疣的治愈率最高达到 61%。在加拿大 Epitome 公司的艰苦努力下，美国 FDA 承认了儿茶素在中国一期临床试验的结果，同意在此基础上，直接开始儿茶素的二、三期临床试验。2006 年，美国 FDA 批准了儿茶素药物上市，药物名称为 Veregen。这是 FDA 根据 1962 年药品修正案条例首个批准上市的植物（草本）药。

二、茶的保健食品

经过几十年研究,现在已经开发出十个种类的大量的保健功能产品:①免疫调节食品;②调节血脂食品;③调节血糖食品;④延缓衰老食品;⑤抗辐射食品;⑥减肥食品;⑦促进排铅食品;⑧清咽润喉食品;⑨美容食品(祛痤疮、祛黄褐斑);⑩改善胃肠道功能食品(调节肠道菌群、促进消化、润肠通便)。其中以减肥和降脂保健品为主,如老来寿牌尚品软胶囊就是其中的代表。

高血脂是造成动脉粥样硬化的主要原因。老来寿牌尚品软胶囊是济南老来寿生物集团股份有限公司以茶多酚、绞股蓝提取物和山楂提取物为主要功能成分的保健产品(国食健字G201302180),具有辅助降血脂和抗氧化的保健功能。

1. 尚品软胶囊降血脂临床检验报告

山东省千佛山医院采用双盲及组间对照法,将 104 例非住院高血压血脂症受试者随机分为试食组和对照组,各 52 例。两组受试者观察期间的饮食和生活习惯不变,30 天后,检测结果见表 6-1。

表 6-1　尚品软胶囊对血脂的影响(mmol/L,X±SD)

分组	人数	试食前	试食后	差值
TC	52 处理	7.32±1.51	5.90±1.42**	1.42±0.34
	52 对照	7.30±1.54	6.67±1.56##	0.63±0.30
TG	52 处理	2.41±0.74	1.94±0.72**	0.51±0.23
	52 对照	2.39±0.69	2.14±0.70	0.17±0.16
HDL-C	52 处理	1.13±0.28	1.30±0.37*	0.17±0.11
	52 对照	1.16±0.29	1.24±0.43	0.08±0.09

自身前后水平比较:** $P<0.01$;试食组与对照组组间水平比较:## $P<0.01$。

由表 6-1 可见,试食组与对照组相比总胆固醇(TC)、甘油三酯(TG)水平明显降低,高密度脂蛋白胆固醇(HDL-C)水平明显升高。试食后,TC 较试食前下降了 19.40％;TG 下降率为 26.56％;HDL-C 上升了 15％。检测结果表明,尚品软胶囊有辅助降血脂的功能。

2.尚品软胶囊抗氧化临床检验报告

将 103 例受试者随机分为试食组和对照组,试食组 52 例,对照组 51 例,整个观察期间保持日常的饮食和生活习惯。试食组加服茶多酚胶囊,对照组为空白对照。90 天后,试食结果见表 6-2 和表 6-3。

表 6-2　尚品软胶囊对丙二醛含量的影响(nmol/L,X±SD)

分组	例数	试食前	试食后	差值	下降率(％)
试食组	52	16.35±3.92	13.31±3.13$^{\#\#**}$	−3.04±3.20$^{\#\#}$	18.59
对照组	51	15.98±4.06	15.42±4.28	−0.56±3.48	3.50

自身前后水平比较:$^{**}P<0.01$;试食组与对照组组间水平比较:$^{\#\#}P<0.01$。

表 6-3　尚品软胶囊对抗氧化酶活性的影响(U/ml,X±SD)

分组	例数	试食前	试食后	差值
SOD	52 处理	93.34±15.25	102.7±16.05$^{\#\#**}$	9.42±8.72$^{\#\#}$
	51 对照	94.65±13.59	96.95±14.38	2.30±7.45
GSH-Px	52 处理	146.36±26.41	158.46±30.23*	12.10±13.34
	51 对照	150.65±33.59	152.50±34.01	1.85±15.45

自身前后水平比较:$^{**}P<0.01$,$^{*}P<0.05$;试食组与对照组组间水平比较:$^{\#\#}P<0.01$。

由表 6-3 可见,服用尚品软胶囊组的超氧化物歧化酶(SOD)和谷胱甘肽过氧化物酶(GSH-Px)水平明显升高,分别提高 10.1％和 8.3％;丙二醛降低 18.6％,有显著性差异。检测结果显示,服用尚品软胶囊可以提高人体抗氧化能力。

三、茶多酚胶囊延缓衰老动物试验

1. 茶多酚胶囊对小鼠抗衰老作用

取正常老年雌性小鼠随机分成四组,分别为 1 个对照组和 3 个不同剂量组,对照组灌喂蒸馏水,剂量组按剂量加服茶多酚胶囊,连续饲喂 90 天后,各组动物拨眼球取血,离心,取血清,测定血清中的 GSH-Px 活力。取各组动物肝脏,测定肝组织中过氧化脂质降解产物的含量。结果见表 6-4。

表 6-4　血清中 GSH-Px 活性与肝组织中 MDA 的含量

分组	例数	GSH-Px(U/L 血清)	MDA(nmol/g 肝)	P 值
对照组	10	686 ± 94.9	138 ± 20.9	
低剂量组	10	806 ± 62.8	103 ± 22.6	$P < 0.05$
中剂量组	10	695 ± 61.6	124 ± 39.2	$P > 0.05$
高剂量组	10	745 ± 49.3	107 ± 15.8	$P < 0.05$

由表 6-4 可见,给予受试物 90 天后,茶多酚能增强老年小鼠血清中谷胱甘肽过氧化物酶活力,呈显著性差异。肝组织中茶多酚低和高剂量组动物间也有显著性差异。

2. 茶多酚胶囊对果蝇生存影响的试验

处理设 0.01％、0.03％、0.10％和 0.30％四个剂量组,将 400 只处理和对照的果蝇,雌雄各半,加入玉米粉培养基,普通对照组给予普通玉米粉培养基。两周后开始,每天观察记录果蝇生存数和死亡数,直到全部果蝇死亡为止。计算半数死亡时间、平均寿命和平均最高寿命等三个指标(表 6-5)。

表 6-5　茶多酚胶囊对果蝇生存影响的试验

分组	样本数（只）		平均体重（μg）		半数死亡时间(天)		平均寿命（天）		平均最高寿命（天）	
	雌	雄	雌	雄	雌	雄	雌	雄	雌	雄
对照组	200	200	769	658	53	55	51±7.9	51±10	60±0.72	63±0.62
0.01%组	200	200	772	656	55	56	53±6.9*	55±9.4*	61±0.22*	65±0.50*
0.03%组	200	200	770	655	55	55	52±8.4	52±11	62±0.85*	65±0.80*
0.10%组	200	200	768	655	55	55	52±7.9	54±10	61±0.64*	66±0.83*
0.30%组	200	200	771	659	55	59	54±9.2*	57±12*	65±0.00*	72±1.40*

*表示与对照组呈显著差异。

由表 6-5 可见，茶多酚能明显延长果蝇的平均寿命、半数死亡时间和平均最高寿命；样品浓度为 0.01% 和 0.30% 的剂量组，其雌、雄果蝇的平均寿命，与对照组比较都有显著性差异（$P < 0.05$）；各剂量组能明显延长雌、雄果蝇的平均最高寿命，与对照组比较都有显著性差异（$P < 0.05$）；样品浓度为 0.30% 的剂量组，其雄果蝇的半数死亡时间比对照组长 3 天。

小鼠 90 天灌喂试验表明，茶多酚胶囊能明显降低老年小鼠肝组织中过氧化脂质降解产物的含量，能增强老年小鼠血清中谷胱甘肽过氧化物酶活力，能明显延长雌、雄果蝇的平均寿命、平均最高寿命和半数死亡时间，具有一定的延缓衰老作用。

3. 茶色素软化血管动物实验

人体造成血管硬化的主要原因有以下三个方面：第一，自由基过剩，损伤血管内皮细胞；第二，脂类物质大量沉积，形成粥样硬化斑块；第三，血栓形成。

对健康家兔的茶多酚抗凝实验表明，茶色素能增加抗凝血酶时间,降低纤维蛋白原,促进纤维蛋白原的溶解,从而抗动脉粥样硬化,抗血栓形成,如表 6-6 所示。

表 6-6　茶色素对抗凝血酶时间、纤维蛋白原及纤维蛋白原裂解产物的影响

组别	兔数	抗凝血酶时间（秒）		纤维蛋白原（mg/dl）		纤维蛋白原裂解产物（mg/ml）	
		给药前	给药后	给药前	给药后	给药前	给药后
茶色素	20	43±8	50±8	390±102	289±108	1.1±1.9	9.4±1.6
对照	20	46±8	44±8	313±82	301±130	1.2±3.5	5.2±2.4

茶色素促纤溶实验结果表明,注射茶色素后,纤维蛋白原下降 271.15mg/dl,下降 54.9%,纤维蛋白原裂解产物增加 2.3μg/ml,增加 209%。纤维蛋白原是形成血栓的重要物质。实验证明茶色素能有效降低纤维蛋白原,有效溶解血栓(表 6-7)。

表 6-7　茶色素促纤溶实验结果

项目	组别	注射前后	动物数	均值	标准差	标准误	P
纤维蛋白原（mg/dl）	对照组	注前	10	470.00	127.94	42.65	>0.05
		注后	10	390.20	107.75	35.92	
	茶色素组	注前	8	493.75	86.18	32.58	<0.01
		注后	9	222.6	128.85	45.63	
纤维蛋白原裂解产物（μg/ml）	对照组	注前	10	1.5	1.18	0.39	>0.05
		注后	10	2.2	1.79	0.59	
	茶色素组	注前	10	1.1	1.10	0.37	<0.01
		注后	10	3.4	0.96	0.11	

实验显示:茶色素显著抑制 ADP(腺苷二磷酸)或 AA(氨基酸)诱导的血小板聚集;能使 cAMP(环腺苷酸——细胞内的第二信使)水平升高。因此,茶色素能促进细胞代谢,净化血液,溶解血栓(表 6-8)。

表 6-8 茶色素抗血小板凝聚实验

诱聚剂	测定项目	试验次数	对照(%)	茶色素（%）	P^*
ADP (10μmol)	第一分钟聚集	22	51.47±9.23	11.49±12.92	<0.01
	第三分钟聚集	22	68.48±11.86	18.55±18.00	<0.01
	最大聚集	22	70.87±12.55	19.78±18.34	<0.01
	聚集后 cAMP(pm/ml)	18	5.63±0.63	9.46±5.46	<0.01
	聚集后ⅧR:Ag	13	90.65±33.84	69.13±31.57	<0.01
AA (0.5mg/ml)	第一分钟聚集	13	41.20±19.36	12.09±9.95	<0.01
	第三分钟聚集	13	61.88±22.93	14.74±15.45	<0.01
	最大聚集	13	68.88±22.49	16.78±15.02	<0.01
AA (1mg/ml)	第一分钟聚集	14	42.33±16.46	14.40±10.45	<0.01
	第三分钟聚集	14	62.85±16.95	20.51±17.10	<0.01
	最大聚集	14	67.62±17.04	21.45±17.25	<0.01
	聚集后 cAMP(pm/ml)	21	5.57±6.27	8.94±5.25	<0.01
	聚集后ⅧR:Ag	15	108.10±37.80	68.20±18.00	<0.01

综上所述：茶色素能清除自由基，清除血管壁的脂质斑块；能降低甘油三酯、总胆固醇、低密度脂蛋白，升高高密度脂蛋白，调节血脂；能抗血凝，降低纤维蛋白原，抗血小板聚集，抗血栓形成，溶解血栓。可见，茶色素能多管齐下，全面软化血管。

第二节　茶在食品中的妙用

2015 年 6 月，国务院新闻办举行了新闻发布会，介绍了《中国居民营养与慢性病状况报告（2015）》。目前全国 18 岁及以上成人超重率为 30.1％，肥胖率为 11.9％，分别比 2002 年上升了 7.3％和 4.8％，6～17 岁儿童青少年超重率为 9.6％，肥胖率为

6.4%，分别比 2002 年上升了 5.1%和 4.3%。尤其是慢性病患病比例非常高,2012 年全国 18 岁及以上成人高血压患病率为25.2%,糖尿病患病率为 9.7%,40 岁及以上人群慢性阻塞性肺疾病患病率为 9.9%,慢性病死亡率为 533/10 万,占总死亡人数的 86.6%。心脑血管病、癌症和慢性呼吸系统疾病为主要死因,占总死亡人数的 79.4%,其中心脑血管病死亡率为271.8/10 万,慢性呼吸系统疾病死亡率为 68/10 万。2013 年,我国癌症发病率为 235/10 万,肺癌和乳腺癌分别位居男、女性发病首位,高于 2012 年 144.3/10 万(前五位分别是肺癌、肝癌、胃癌、食道癌、结直肠癌),十年来我国癌症发病率呈上升趋势。慢性病患者中吸烟人数超过 3 亿,15 岁以上人群吸烟率为28.1%,其中男性吸烟率高达 52.9%,非吸烟者中暴露于二手烟的比例为 72.4%。所以,自觉养成健康的生活方式和理念素养,防控慢性病发生对于促进国民身体健康非常重要。针对上述我国亚健康人群不断增加的现状,健康食品成为全国人民所关注的焦点;另外,随着全民饮茶行动的推进,茶叶的健康功能为更多消费者所认知。把喝茶、吃茶和用茶融入健康方式中,可为提高人民健康水平,实现全面建成小康社会做出更大的贡献。

研究表明,茶多酚、茶色素和速溶茶等茶叶提取物可用于食品的抗油脂氧化、杀菌保鲜、护色和着色、补充营养和改善食品口感。尤其是超微绿茶粉,因色泽翠绿、粉质细腻、溶解性能好已成为优良的食品添加剂及保健用品。超微绿茶粉可以保证茶叶原料成分的完整性,提高功能成分活性,增加机体吸收率,改善食品品质,同时还扩大资源利用范围。添加超微绿茶粉制作出的烘焙食品,产品色泽自然翠绿,茶香明显,能起到抑菌、延长保鲜期的作用,还具有防止老化、抗癌防癌、抗辐射、降低胆固醇、防宿醉、分解毒素及养颜美容、促进新陈代谢等多种功效。2014年以来,在福建、浙江、上海、广州、深圳及四川等地,健康时尚的茶食品开始走俏,并有逐步壮大的趋势,许多企业开始投资茶食品新品的研发和生产。

1. 茶糕点和糖果

对超微绿茶粉曲奇饼干的研究发现,添加超微绿茶粉可降低饼干含水量、酸度和游离脂肪含量。同样添加茶粉的月饼,脂肪含量相对于无茶的对照组明显减小,而且随含茶量增加,脂肪减小量较大;同时脂肪含量的减少也改善了火腿月饼的油腻感。另外,将茶叶添加到面条中,可以将茶的独特风味、保健功能与之有机结合,目前市场上有普洱茶面条、绿茶面条等。还有茶酥、羊羹、面包、海绵蛋糕、布丁、奶油卷等几十个品种的茶糕点。

目前已开发出的多种茶味口香糖、啫喱糖、花生糖和茶叶巧克力等,不仅能固色固香,还有除口臭的作用。超微绿茶粉中的茶多酚还可使高糖食品中"酸尾"消失,使口感甘爽。北京老字号吴裕泰推出的由天然绿茶和花茶粉与鲜牛奶制成的冰激凌,茶味浓郁,在王府井大街这款"中式冰激凌"的购买人群经常排起长队,很受国内消费者的喜爱。

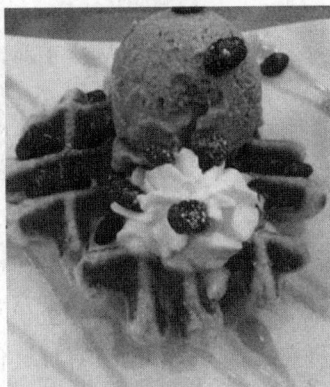

杭州英仕利生物科技有限公司和浙江大学研发生产的多种茶口含片,采用高茶多酚含量的速溶茶,添加木糖醇、维生素C

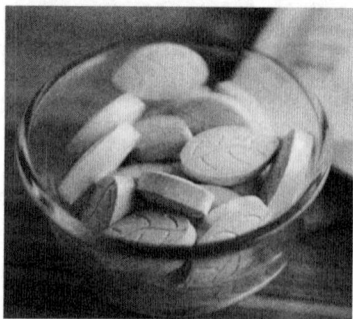

等成分,采用药物片剂的加工技术,获得了无残留胶基的含片,适合办公人员、驾驶员和学生等人群,可以除去异味和提神等。2014 年,杭州英仕利生物科技有限公司和北京吴裕泰茶业公司联合推出了五种口感的茶爽含片,分别是白茶茶爽、抹茶茶爽、黑乌龙茶茶爽、茉莉花茶茶爽和玫瑰红茶茶爽,可以满足不同的人群需求。如白茶茶爽适合吸烟人群除口腔异味,减轻吸烟引起的自由基的危害,有杀菌、提神等功效,可以代替每日饮茶。玫瑰红茶茶爽针对身体较虚弱的人群和女性,有美容养颜和养胃作用。杭州英仕利生物科技有限公司的茶黄素片具有预防"三高"和抗氧化效果,减少中老年人夜尿,提高人体免疫力。

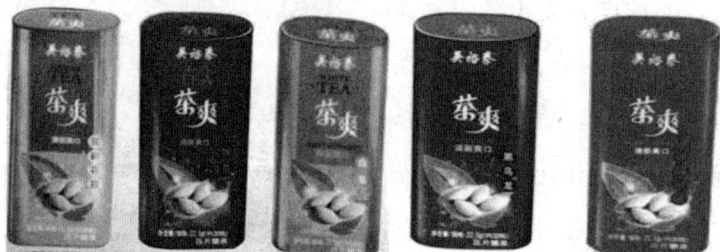

【白茶口含片】 白茶富含茶多酚,大量的生物化学和药理研究揭示了茶多酚具有抗氧化及清除氧自由基、杀菌抗病毒、保护及修护 DNA、增强免疫功能、调节生理(降血脂、降血糖等)、解毒、抗衰老、抗辐射等功能;而且白茶的儿茶素组成最接近茶鲜叶的组成,在德国被认为最具有功能的茶叶,可有效阻止紫外线对人体的伤害,是受紫外线影响最大的皮肤的有效保护剂。

材料介绍:白茶口含片以福建白茶为主要原料精制而成,采用白茶提取物,以及欧洲进口的木糖醇、山梨醇、天然薄荷萃取物等天然成分为辅料,采用全工段低温工艺加工,符合国际健康食品"天然、无糖"的潮流,产品不含胆固醇、人工防腐剂或色素。

产品功效:清爽口感,清新口气,预防龋齿,提神醒脑等多种作用。适用于旅游人士、脑力工作者、学生、商务人士和驾驶员等长期接触电脑和需精神高度集中的人员,还可以减轻酒后和烟后的口腔异味。

产品内包装选用食品用的纯 PP 塑料瓶,安全、环保、无残留,精密的结构设计保证密封程度可完全阻绝空气中的水分,避免内装产品被氧化、潮解等不良因素的影响,确保消费者打开的每瓶产品均新鲜如初。

【茶多酚口服片】 富含高纯度茶叶提取物(茶多酚)、茶黄素和维生素 C。一片口服片中的茶多酚和茶黄素含量相当于 2 杯红茶活性成分。茶黄素可以预防和治疗心血管疾病、高脂血症、脂代谢紊乱、脑梗死等疾病,改善微循环及血流变等功效,以及良好的抗氧化和抗肿瘤、清除自由基或抑制其产生的作用。

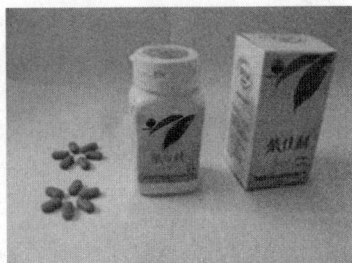

茶多酚是一种从绿茶中提取到的复合物,其主要成分为儿茶素,约占多酚类总量的 60%～80%;儿茶素类化合物含多个酚性羟基,可以降低血糖、预防糖尿病;降血脂、抗心血管疾病;抑制癌症及突变、抗肿瘤、抗放升白;抗病毒、抗过敏、抗辐射、防

龋齿、消臭解毒。

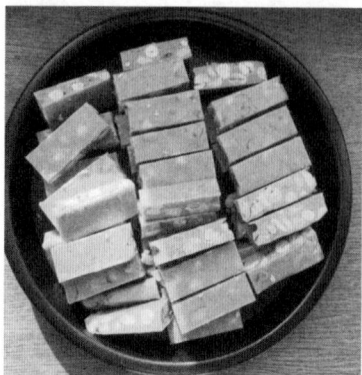

【抹茶花生牛轧糖】 抹茶花生牛轧糖融合了茶的保健功能和花生牛轧糖的香甜爽口的特点。花生牛轧糖属于中度充气的糖果，传统的花生牛轧糖所用糖浆中白砂糖比例高，制得的花生牛轧糖甜度高，含糖量高，经常食用会营养过剩，而且易对牙齿和口腔产生不利影响。在花生牛轧糖配方中加入茶叶成分和速溶茶粉，前两者经一定比例混合的茶粉色泽均匀一致，产品带有抹茶绿色；形态块形完整，表面光滑，边缘整齐，大小一致，厚薄均匀，无缺角、裂缝，无明显变形；组织糖体内花生果料混合均匀，无1mm以上气孔；滋味甜而不腻，符合品种应有的滋味；甜香中带有花生香气、抹茶的清香、淡淡的海苔香，无异味。而且具有低糖、甜度低、不黏牙、香酥可口和耐咀嚼的特点。

2. 新颖的茶饮

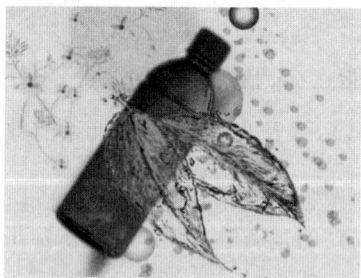

近五年来，我国茶饮料生产整体持续下滑，因此，开发新颖、高品质茶产品成为急需解决的问题。2014 年，"iTealife 福海堂"新产品打破了传统超市瓶装饮料的消费方法，定位"乐享都市茶生活"，深得年轻人喜爱。采用线上销售的茶叶产品添加奶、糖浆等其他原料进行调制，一切都是在消费者的面前呈现，既可店内饮用，也可带走。色彩用天然花朵调配，饮品五彩缤纷。新奇的茶饮调制方式和味道明显吸引了年轻的消费者。

2015年，统一企业推出的"小茗同学"释放了茶饮料转型的信号，该产品定位为一款"冷泡茶"，颠覆传统工艺，同时采用甜菊糖苷代替部分蔗糖，突出茶味与甜蜜果感，茶味清鲜爽口不腻。同时将目标人群锁定在年轻学生，突出其冷幽默、爱调侃的鲜明人物个性，让消费者对品牌产生深刻印象，这款茶饮料成为2015年统一企业赢得市场的战略产品。

在英国，Ovvio品牌推出了结合草本增效剂的冷酿造茶系列，专为关心健康的消费者而设计。采用冷酿造茶能更好地释放抗氧化物质，减少热酿造茶的苦涩味，并具有更加丰富的滋味。而且品牌强调Ovvio系列不使用任何人工香精和蔗糖。

韩国Teazen品牌供应产自全罗南道海南6万平方米直营茶园的绿茶和绿茶粉，以及世界各国的半发酵茶、红茶、普洱茶、香草茶、粉末茶及其提取物、浓缩液在内的茶原料和食品等高品质的有机原料。其产品生姜柚子茶(Ginger & Citron Tea)由茶加生姜和柚子构成，不仅富含维生素C，而且具有保健及消除疲劳的功效，生姜则具有生热、保暖功效。抹茶奶茶选用上等的抹茶粉末，减轻了绿茶原有的苦涩味，味道香醇。红茶奶茶选用世界三大红茶之一——产自斯里兰卡的乌伐红茶为原料制作而成，让红茶原本浓郁的香气散发得淋漓尽致。

嫩绿茶廊(NenlüTea)是来自美国西雅图的国际连锁茶饮品牌，提供咖啡式的茶饮品，融合了当代的健康和咖啡文化潮流，并将世界的茶流文化和茶艺流程加以创新。现场萃取方式

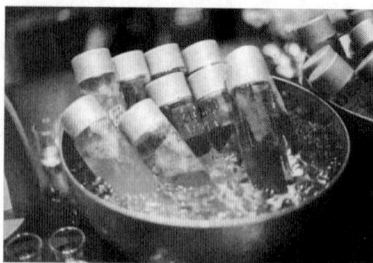

拥有自然的茶精华和绝佳的口感。闻香茶罐整齐排列在吧台专用凹槽中，多达数十款，可以随意嗅闻选择。

与 NenlüTea 风格相近的 inWE(因为茶)茶饮店,"茶艺师"以萃取意式咖啡的方法萃取茶,加上天鹅绒般的奶泡或海盐奶盖,装入现代感十足的杯器,一杯有咖啡外貌和浓厚口感,以高含量茶多酚取代咖啡因的健康茶,被端上明快简洁的现代茶艺桌。相比茶馆,这里更像是一个现代化实验室,无论是蒸汽朋克还是乐泡机,都充满科技感。

茶 Bank 等品牌也推出有明显特色的茶空间及年轻、休闲、时尚的各种茶饮。还有"茶酒联姻",全国中华供销合作总社杭州茶叶研究院携手泸州老窖也在推出以茶叶为地道食药材的养生酒品。

3. 茶肉制品

香肠因其脂肪含量高,易酸败,不耐贮藏。因此,为了延长货架期,不少香肠企业需要在制作香肠时加入人工防腐剂和增色剂,使产品在安全性能上存在一定的隐患。而茶粉中含有的 15%～30% 的茶多酚具有较强的抗氧化活性作用。研究表明,在火腿中添加一定量的脂溶性茶多酚,处理样其过氧化值比对照样下降约 50%。感官审评也显示,处理样保存 7 个月后,瘦肉显玫瑰红色、肥膘氧化层薄、香气高;而对照样则瘦肉桃红色、肥膘氧化层厚且色黄、哈味重。茶粉中的茶多酚还可防止蚊蝇叮食和虫子产卵生蛆。

全国中华供销合作总社杭州茶叶研究院在食用油贮藏中加入茶多酚，能阻止和延缓不饱和脂肪酸的自动氧化分解，从而防止油脂的酸败，使油脂的贮藏期延长一倍以上。

杭州百年老字号"万隆"食品有限公司与浙江大学合作，开发出以红茶提取物茶黄素为添加剂的茶香肠和茶色素酱鸭，不仅改善产品外观，而且口感不油腻，鲜爽度好，产品耐存放。

4. 茶氨酸为国家新食品资源

继 2009 年茶籽油、2010 年 EGCG 和 2013 年茶树花可以作为普通食品使用后，中华人民共和国国家卫生和计划生育委员会于 2014 年 7 月 18 日批准茶叶茶氨酸为新食品原料（2014 年第 15 号），按照普通食品管理。食用量≤0.4g/d；质量要求为黄色粉末，茶氨酸含量≥20g/100g，水分≤8g/100g。使用范围不包括婴幼儿食品。

第三节　民间茶疗

1. 饮茶预防心血管疾病

红茶及其色素可以预防和治疗心血管疾病、高脂血症、脂代谢紊乱、脑梗死等疾病，保护心肌、改善微循环及血液流变性等功效。

每天喝 1～2 杯红茶可使动脉粥样硬化的危险性降低 46%，喝 4 杯以上红茶者危险性可降低 69%。冠心病患者口服茶色素（375mg/d）4 周后，血浆血管性血友病因子和人源氧化低密度脂蛋白（Ox-LDL）水平下降，8 周后 Ox-LDL 水平进一步下降，表明茶色素具有改善内皮功能不全、抑制动脉血栓形成和抑制 LDL 氧化的作用。

传统医方中也有记载饮茶预防心血管疾病的疗法,见以下三例。

《兵部手集方》——久年心痛,十年五年者,煎湖茶,以头醋和匀,服之良。

应痛丸——好茶末四两,榜乳香一两。为细末,用腊月兔血和丸如鸡头大。每服一丸,温醋送下。治急心气痛不可忍者。

山楂益母茶——山楂 15g,益母草 10g,乌龙茶 5g。将山楂、益母草烘干,上 3 味共研粗末,与茶叶混合均匀。每日 1 剂,用沸水冲泡,代茶饮用,每日数次。降脂化痰,活血通脉。适宜于治疗冠心病、高脂血症。

2.绿茶水漱口防治口腔疾病

用绿茶水漱口后,唾液中茶多酚浓度几分钟内可增加数倍,经口腔黏膜吸收,达到预防龋齿、牙周疾病、口腔癌和清除口臭等效果。茶水氟素同时可增强釉质对酸的抵抗力。传统方中有醋茶方,茶叶 3g,醋适量,开水冲泡茶叶 5 分钟后加入醋,用于牙痛、伤痛、胆道蛔虫。

3.茶叶清咽润喉,治咽喉肿痛

白茶降火方——陈年白茶煮沸后连续饮用三天,可以治疗咽喉肿痛。中医认为白茶性寒,具有解毒、退热、降火等神效。

大海生地茶——胖大海 12g,生地 12g,冰糖 30g,茶叶适量。沸水冲泡,加盖焖 10 分钟。代茶频饮,每日 3 剂。清肺化痰,养阴生津,清咽润喉。适用于声音嘶哑。

苏叶盐茶——苏叶 6g,绿茶 3g,盐 6g。将绿茶炒至微焦,再将盐炒至呈红色后将所有原料加水煎汤去渣取汁。代茶温饮,每日 2 剂。清热宣肺,利咽喉。用于治疗声音嘶哑、咽痛等。

4.乌龙茶减肥

减肥方——用福建乌龙茶每日上、下午各 4g,开水 300ml 冲泡,按传统饮茶方法饮服一个半月以上,适用于单纯性肥胖患者,能减轻体重,缩小腹围,减少腹部皮下脂肪堆积及甘油三酯、总胆固醇的含量,改善由肥胖引起的肺泡低换气综合征。

5.茶叶美容

乌龙茶美容方——每人每天饮用 4g 乌龙茶,上、下午各 2g,连续饮用 8 周。可减少面部皮脂的中性脂肪量,提高皮肤保水率。

慈禧珍珠茶——珍珠、茶叶各适量。选用晶莹圆润的珍珠研磨成极细粉,瓷罐封贮备用。每次 1 小匙(2～3g),以茶水送服,每隔 10 天服 1 次。可润肌泽肤,葆青春,美容颜。

茶水护肤和养肤方——用茶水洗澡,或在坐浴的水中浸泡一小袋鲜茶渣,浴后周身爽滑,可消除体臭,减少皮肤病的发生,提高皮肤柔滑感和光泽度。

6.茶水护发

头发洗过后再用茶水冲洗,可进一步去垢涤腻,能使头发更加洁净、乌黑柔软、光润美观,还有助于固定妇女烫发的发型。

毛发干枯者,可用焙黄芝麻 2g 加茶叶 3g,用水煮开后连茶叶、芝麻一起嚼食。每天 1 剂,25 天为 1 个疗程,1 个疗程即可见效。

7.茶疗治感冒

五神茶——荆芥、紫苏叶、生姜各 10g,茶叶 6g,红糖 30g。先将前四味加水适量,文火煮 10～15 分钟,放入红糖溶化后饮服。适用于感冒、畏寒、身痛无汗者。

8.茶治疗久咳痰浓稠

该类疾病的人群较普遍,传统疗法也较多,常见方有以下 4 则:

白前桑皮茶——白前 5g,桑白皮 3g,桔梗 3g,甘草 3g,绿茶 3g。用 300ml 开水冲泡后饮用,冲饮至味淡。主治久咳痰浓稠。

消气化痰茶——红茶 30g,荆芥穗 15g,海螺蛸 3g,蜂蜜适量。研细末为丸,每次 3g,加蜜,沸水泡饮。功效止咳化痰,主治咳嗽痰多。

橘红茶——橘红 5g,绿茶 5g。将上述 2 味放入茶杯中,沸水冲泡,焖 5～10 分钟即可,每日 1 剂,频服代茶饮。本方适用于咳嗽痰多、痰激、难以咳出的痰湿症。干咳及阴虚燥咳者不宜。

绿茶蜂蜜健脾润肺茶——绿茶 1g,蜂蜜 25g。将两者混合,用沸水冲泡 5 分钟即成。每日 1 剂,分多次饮用。饮前先将其温热,趁热饮用。功效为健脾润肺,生津止渴。适用于精神疲倦、暑天口渴、气管炎、低血糖等。

9.治烫火伤

以下为家庭常用的两则方子,使用便捷:

伤浓茶剂——茶叶适量,茶叶加水煮成浓汁,快速冷却。将烫伤肢体浸于茶汁中,或将浓茶汁涂于烫伤部位。消肿止痛,防止感染。

烫伤茶——将泡过的茶叶,用坛盛地上,砖盖好,愈陈愈好,不论已溃未愈,搽之即愈。治烫火伤。

10.茶叶补气和胃,生津止渴

柠檬红茶——柠檬 2 片,红茶 3g,白糖 3g。以沸水冲泡,加盖焖 10 分钟左右,频频服用,每日 2～3 次。补气和胃,生津止渴。气郁化火或阴虚火旺者忌用,孕妇亦当慎用。

桃仁杏归茶——桃仁5g,杏仁3g,当归3g,花茶3g。用前几味药的煎煮液350ml泡茶饮用,冲饮至味淡。行滞化淤,生肌,适合胃脘痛、胃及十二指肠溃疡和慢性结肠炎患者饮用。

11. 茶叶明目

除前面介绍的茶熏方法外,茶叶明目另有以下常用方3则:

蜡茶饮——芽茶、白芷、附子各5g,细辛、防风、羌活、荆芥、川芎各0.5g,加盐少许,清水煎服。治目中赤脉。

石膏茶——煅石膏、川芎各60g,炙甘草15g,葱白、茶叶各适量(或各3g)。将前3味共研细末,备用。一日2次,每次取上末3g,用葱白、茶叶加水煎汤,温服。能祛风散寒、通窍明目。主治风寒眼病、冷泪症、迎风流泪、羞明、眼痛等。

茶水洗眼——早上起床时眼缘积有眼屎或眼白混浊充血,夜晚眼睛蒙眬睁不开,都可以试试绿茶洗眼,边消炎,边减轻症状。对因花粉症引起的过敏性眼炎,绿茶洗眼也可减轻症状。

第四节 茶叶日化用品

一、手工抹茶肥皂

纳米级绿茶粉富含脂溶性儿茶素、叶绿素和维生素,可以更好地被香皂中的油脂所溶解,与水溶性茶多酚相比,更易穿透人体表层肌肤;茶中氨基酸、小分子蛋白质、多糖成分也为皮肤所吸收;茶粉的分子越细,制得的产品也越细腻,与皮肤的黏结性越好,真正从内部改善肌肤营养和保水问题,改善皮肤缺水、粗

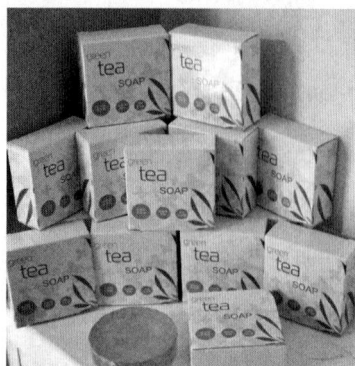

糙及毛孔粗大、血液循环不良导致的血丝，以及过敏症状等不良状态；从源头消除自由基、抗氧化、抑菌消炎、清除异味、抑制酪氨酸酶活性，起到美白祛斑功效。同时产品采用中性 pH 环境，可以保证纳米级绿茶粉原料的功能。

二、手工茶花皂

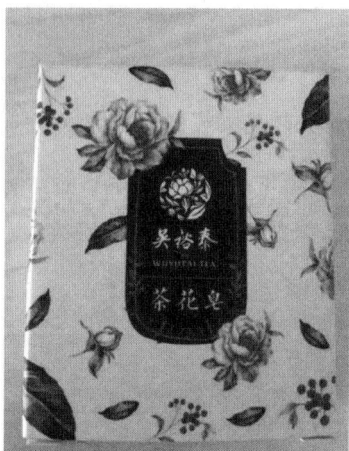

茶树花含有丰富的多酚类、氨基酸、多糖、皂苷等，其内含物质具有抗衰老、防辐射、保湿、消炎抑菌等多种功效。尤其茶树花中含有丰富的茶皂素，是一种性能优良的天然表面活性剂，具有极强的乳化、分散、增溶、发泡、去污等多种表面活性功能；大量的多糖又具有保湿、杀菌、肌肤润滑功效。茶多酚可以抗氧化，清除自由基，防止皮肤衰老。茶花皂可清洁脸部和身体各个部位。

茶花皂使用方法较为特殊，用水将手心和面部轻轻拍打使皮肤湿润，把茶花皂放在手心，轻轻摩擦 10～20 次，产生大量泡沫，顺时针轻轻按摩，T 区或者油脂较多的区域用指尖仔细揉搓，用清水冲洗脸部，确保没有泡沫残留，最后用柔软的干毛巾将水珠擦干。入浴时可将手工茶花皂涂抹于沐浴球或海绵上,搓揉产生泡沫后使用,请勿将茶花皂直接涂抹于全身,以便节省手工茶花皂。

三、茶花和茶籽洗手液

与手工茶花皂类同,浙江大学研究表明,茶树花和茶籽中含有丰富的茶皂素,是一种性能优良的天然表面活性剂,具有极强的乳化、分散、增溶、发泡、去污等多种表面活性功能;大量的多糖又具有保湿、杀菌、肌肤润滑功效。茶多酚可以抗氧化,清除自由基,防止皮肤衰老。因此,茶花和茶籽洗手液具有优异的起泡性、除污能力、抑菌、保湿和肌肤润滑功效,而且有一定的抗氧化能力和防止黑色素生成作用。而茶花洗手液采用茶树花提取精华,中性配方,最大限度地保留了茶多酚、蛋白质、茶多糖、茶皂素等功能成分,全面滋润护理双手。

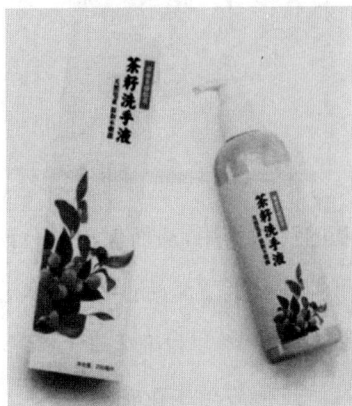

四、抹茶茶花面膜

浙江大学科研团队以茶树花提取物、茶皂素和茶黄素三者为面膜活性添加物,开发出适合现代工作环境使用的具有抗氧化、抗衰老、美白保湿、抑菌消炎功效的抹茶茶花面膜。

茶花中的茶花皂苷具有较强的抗皮肤过敏的生物活性。含多酚的化妆品在脂质环境下对皮肤仍有较强的附着能力,可使粗大的毛孔收缩,使松弛的皮肤收敛、绷紧而减少皱纹。咖啡

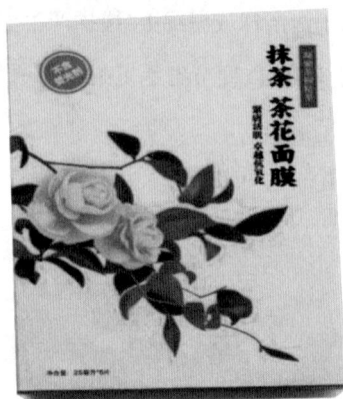

碱、茶多酚还可促进皮肤血液微循环，增强血管弹性，有紧肤、淡化黑眼圈、祛眼袋等作用，使肤色更加健康。

茶树花中黄酮和多酚类物质能通过多途径抑制黑色素的合成及分布不均。首先，它对紫外线的吸收和对自由基的清除作用，从而保护黑色素细胞的正常功能；其次，茶多酚可抑制酪氨酸酶活性，从根本上抑制黑色素的形成。另外，茶叶中的维生素 E 和维生素 C 等也具有美白祛斑的作用，并且已经被广泛地应用于化妆品。

我们把这些生活中和茶相关的生活方式及时间制作成表 6-9，并且将其不断完善，就会发现 24 小时离不开茶。

表 6-9　生活与茶相关时刻表

时间（时）	选用的茶制品			
6:00	茶牙膏	洗面奶	茶肥皂	茶毛巾
7:00	茶保湿露	茶防晒霜		
8:00	茶面包	茶泡饭	抹茶酸奶	茶叶蛋
9:00	喝茶			
12:00	茶面条	茶餐		
16:00	下午茶			
18:00	茶叶炒蛋	乌龙茶香鸡	红茶烧肉	龙井虾仁
20:00	家庭茶会：茶花生米、茶叶核桃仁、茶瓜子、饮茶			
22:00	茶沐浴露	茶染内衣	茶树花面膜	茶水泡脚
23:00	茶叶枕头	茶的养生故事		

总之,生活中我们可以 24 小时消费茶,以茶为友,以茶为乐,科学饮茶和用茶,做到年逾茶寿。

五、茶口罩

茶口罩,不但具有一般 KN 95 口罩的防毒、除臭、除菌、阻尘等功效,更在其基础上,负载了茶和茶多酚的活性炭纤维,可以更有效地消除有害自由基,更有清新茶香。茶口罩对沙尘暴、雾霾和 PM2.5 有良好的防护作用,还可用于预防流感病毒,特别适合化工厂、鞋厂、医院等细菌、有害气体较多的场合使用。其透气性能高,加之鼻梁条设计,贴合面部,佩戴舒适;用于某些非油性颗粒物的呼吸防护,阻隔效率不低于 95%;帮助降低空气中微生物的呼吸暴露,以预防流感病毒;内芯为负载茶和茶多酚的活性炭纤维,可以更有效地起到抗菌的作用。

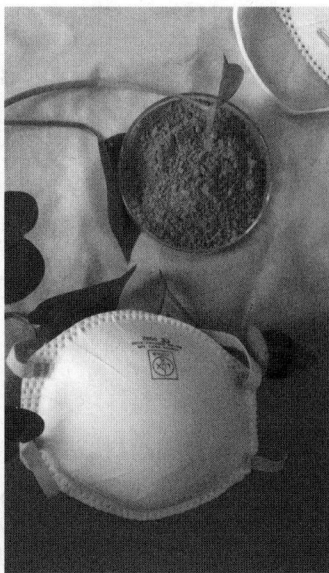

六、高分子包埋茶叶枕

茶叶含有儿茶素、芳香类物质等多种对人体有益的成分,能促进睡眠,提

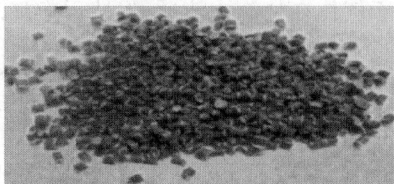

高睡眠质量,清心明目,改善大脑血液循环,使大脑有充足的氧气和营养供给,消除大脑疲劳,改善面部微循环,杀菌消炎,清除异味和其他有害气体。另外,对防治皮肤病、皮肤过敏有一定效果。当今社会,在高强度和压力的工作环境中,失眠人群日益增多,睡眠质量普遍下降。茶叶枕是我国传统的家庭常用产品,因为其具有良好的改善失眠的作用而流传至今。

高分子包埋茶叶枕采用食品级的高分子材料,将600目细度的超细茶粉芯材与壁材进行完美结合,形成具有一定弹性的茶颗粒,保留了茶香气和茶叶活性成分,有利于延长绿茶粉中生物活性物质的保存,扩大使用范围和便捷性,很好地克服了传统的茶叶枕寿命短、难清洗、茶叶易碎、有效成分难释放等不足。研究表明,茶颗粒枕头具有明显的改善睡眠效果。采用脑电图(EEG)检测茶颗粒枕头产品对大量志愿者的效果表明,茶颗粒枕头有利于促进大脑皮层由清醒和紧张状态下发出的频率较高的β节律波进入由清醒向睡眠过渡的α节律波阶段,缩短作为过渡波的α节律波的兴奋时间;相对于右脑而言,对左脑由兴奋状态进入过渡阶段的促进作用更为明显,同时削弱兴奋状态下β节律波的振幅,可以帮助使用者更快地进入愉快的睡眠状态,明显改善失眠人群的睡眠质量。

高分子包埋茶叶枕还具备以下五大特点:

(1)良好的通透性。茶颗粒使枕头具备优秀的造型性,且利于气体在枕芯中流通,保持干净整洁的氛围。

(2)良好的缓释效果,保质期长。可有效地缓释茶叶中的有效成分,使得茶叶枕寿命长久,利于使用。

(3)随着睡姿变化,枕型温柔变化,皮肤无刺痛感。枕头中没有茶叶填充,这使得茶叶枕在使用中茶梗或个别茶叶刺痛皮肤的现象得到很大的缓解。

(4)不溶于水及洗涤剂,易清洗。为保持良好的卫生,茶叶枕拥有可用水进行洗涤的功能。茶叶枕简单、方便、卫生,适合居家常用。

(5)茶叶枕更新简单,当茶颗粒的香气挥发完全后,只需要将新的茶颗粒放入替换即可,操作简便。

七、茶毛巾

茶毛巾中富含纳米级绿茶粉和竹叶中的脂溶性儿茶素、叶绿素、竹叶黄酮,内部特殊的超细微孔结构可以有效吸附空气中甲醛、苯、甲苯、氨等有害物质,并消除异味;可以抑制多种微生物的生长,有一定的抗菌作用。竹纤维毛巾细度细、手感柔软,韧性及耐磨性强,有独特的回弹性,悬垂性佳,柔软舒适,目前被用于泡茶台整理和出差时携带。

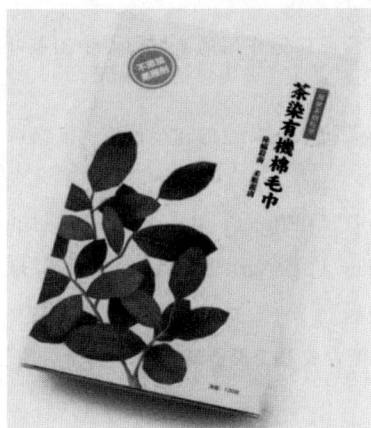

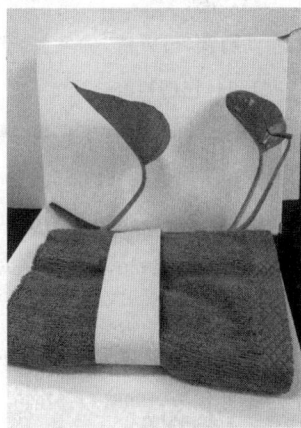

参考文献

[1] 屠幼英.茶与健康[M].6版.北京:世界图书出版公司,2016.

[2] 屠幼英,乔德京.茶学入门[M].杭州:浙江大学出版社,2014.

[3] 童启庆,寿英姿.生活茶艺[M].北京:金盾出版社,2008.

[4] 董尚胜,王建荣.茶史[M].杭州:浙江大学出版社,2003.

[5] 梁浩荣.茶疗养生指南[M].上海:上海科学技术出版社,2014.

[6] 余悦,叶静.中国茶俗学[M].北京:世界图书出版公司,2014.

[7] 中国茶叶博物馆.话说中国茶[M].北京:中国农业出版社,2011.

[8] 刘承恩.时令茗茶[M].北京:北京科学技术出版社,2012.

[9] 翟所强,刘彤.黑茶对老年人血脂和听力影响的临床观察[J].听力学及言语疾病杂志,1994(1):22-23.

[10] Sano M,Takenaka Y,Kojima R,et al. Effects of pu-erh tea on lipid metabolism in rats. Chemical & Pharmaceutical Bulletin,1986,34(1):221-228.

[11] 刘勤晋,司辉清,钟颜麟.黑茶营养保健作用的研究[J].中国茶叶,1994,16(6):36-37.

[12] 揭国良,何普明,丁仁凤.普洱茶抗氧化特性的初步研究[J].茶叶,2005,31(3):162-165.

[13] Duh P D,Yen G C,Yen W J,et al. Effects of Pu-erh tea on oxidative damage and nitric oxide scavenging[J]. J Agric Food Chem,2004,52:8169-8176.

[14] 曹进.茶儿茶素影响细胞外多糖合成和变形链球菌附着的研究[J].茶叶科学,1995(1):57-60.

[15] 高夫军,陆建良,梁月荣,等.茶叶降氟措施研究[J].信阳农业高等专科学校学报,2002,12(3):36-38.